0~3岁婴幼儿保育与教育

（第2版）

主　编　万湘桂

副主编　邓　祎　李君俐

U0234592

北京理工大学出版社

BEIJING INSTITUTE OF TECHNOLOGY PRESS

图书在版编目（CIP）数据

0~3岁婴幼儿保育与教育/万湘桂主编 . —2版 . —北京：北京理工大学出版社，2019.11

ISBN 978-7-5682-7883-6

Ⅰ . ① 0… Ⅱ . ①万… Ⅲ . ①婴幼儿 – 哺育 – 教材 ②婴幼儿 – 早期教育 – 教材 Ⅳ . ① R174 ② G61

中国版本图书馆 CIP 数据核字（2019）第 253459 号

出版发行 / 北京理工大学出版社有限责任公司

社　　址 / 北京市海淀区中关村南大街 5 号

邮　　编 / 100081

电　　话 / （010）68914775（总编室）

　　　　　（010）82562903（教材售后服务热线）

　　　　　（010）68948351（其他图书服务热线）

网　　址 / http : //www.bitpress.com.cn

经　　销 / 全国各地新华书店

印　　刷 / 定州市新华印刷有限公司

开　　本 / 787 毫米 × 1092 毫米　1/16

印　　张 / 12.75

字　　数 / 282 千字

版　　次 / 2019 年 11 月第 2 版　2019 年 11 月第 1 次印刷

定　　价 / 35.00 元

责任编辑 / 龙　微

文案编辑 / 龙　微

责任校对 / 周瑞红

责任印制 / 边心超

北京理工大学出版社教育类专业系列教材建设

专家委员会

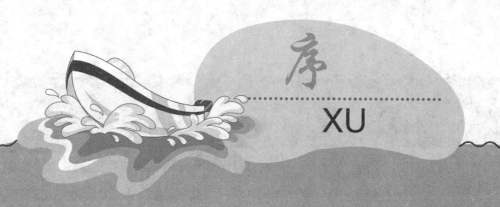

序

XU

近年，世界学前教育界已经达成了最基本的共识：幼儿生命中最初几年是为其设定正确发展轨道的最佳时期，早期教育是消除贫困的最佳保证，投资学前教育比投资任何其他阶段的教育都拥有更大回报，当然，这些成效的达成都以高质量的学前教育为前提，而幼儿园教师是保证高质量学前教育的关键。

《国务院关于当前发展学前教育的若干意见》强调要造就一支师德高尚、热爱儿童、业务精良、结构合理的幼儿园教师队伍，为此颁布了《幼儿园教师专业标准（试行）》，引导幼儿园教师和教师教育向着专业化、规范化和高质量的方向发展，这套教材正是以满足《幼儿园教师专业标准（试行）》《教师教育课程标准》和幼儿园教师资格证考试要求为理念编写的，体现了如下特点：

一、全新的教材编写理念

师德是幼儿园教师最基本的职业准则和规范。师德就是教师的职业道德，是幼儿园教师在保教工作中必须遵循的各种行为准则和道德规范的总和。对幼儿园教师而言，师德是其在开展保育教育活动、履行教书育人职责过程中需要放在首位考虑的。关爱幼儿，尊重幼儿人格，富有爱心、责任心、耐心和细心是幼儿园教师师德的重要内容。"教育爱"不仅仅是对幼儿身体的呵护，更需要幼儿园教师尊重每一个幼儿的人格，保障他们在幼儿园里快乐而有尊严地生活，为幼儿创造安全、信任、和谐、温馨的教育氛围，能温暖、支持、促进每一个幼儿富有个性地发展。由于幼儿独立生活和学习的能力还较差，幼儿园教师几乎要对他们生活、学习、游戏中的每一件事提供支持和帮助，幼儿园教师充满爱心地、负责任地、耐心地和细心地呵护，才能使学前教育能够满足幼儿个体生命成长的需要，体现学前教育对个体生命的意义与价值。

幼儿为本是幼儿园教师应秉持的核心理念。学前儿童是学前教育的主体和核心，必须尊重儿童的主体地位，学前教育的一切工作必须以促进每一个儿童全面发展为出发点和归宿，因此，珍惜儿童的生命，尊重儿童的价值，满足儿童的需要，维护儿童的权利，促进每一个儿童的全面发展，是学前教育的本质，也是学前教育最根本的价值所在。具体来说，幼儿为本要求教师要尊重幼儿作为"人"的尊严和权利，尊重学前期的独特性和独特的发展价值，以幼儿为主体，充分调动幼儿的积极性，遵循幼儿身心发展特点和保教活动的规律，提供适宜的、有效的学前教育，保障幼儿健康快乐地成长。

专业能力是幼儿园教师成长的关键。毋庸讳言，我国幼儿园教师的专业能力与学前教育改革的需要之间还存在着较大差距，在当下，幼儿园教师观察幼儿、理解幼儿、评价幼儿、研究幼儿、与幼儿互动、有针对性地支持幼儿、反思自己的教育行为等保教实践能力是其专业能力中的短板，在职教师们普遍感到将《幼儿园教育指导纲要（试行）》《3~6岁儿童学习与发展指南》中的先进教育理念转变为教育行为仍然存在困难，入职前的学前教育专业学生也需要强化正确的教育观和相应的行为，理解、教育幼儿的知识与能力，观摩、参与、研究教育实践的经历与体验。因此，幼儿园教师和教师教育应该强调在新的变革中转变自己的"能力观"，树立新的"能力观"，提高自己与学前教育变革相匹配的、适应"幼儿为本"的学前教育专业能力。

终身学习是顺应教师职业特点与教育改革的要求。德国教育家第斯多惠说过："只有当你不断致力于自我教育的时候，你才能教育别人。"幼儿园教师需要不断拓展自身的知识视野，优化知识结构，了解学科发展和幼教改革的前沿观点。因此，幼儿园教师应该是终身学习者，具有终身学习和持续发展的意识和能力。终身学习是时代进步和社会发展对人的基本要求，是人类自我发展、自我实现的不竭动力，是幼儿园教师专业发展的基本条件，也是幼儿园教师更好地完成保育教育工作的必然要求，只有不断学习与发展，才能跟上学前教育改革的步伐。

二、重实践的教材特点

这套教材的编写力图呈现以下特点：第一，内容全而新。根据《幼儿园教师专业标准（试行）》《教师教育课程标准》和《幼儿园教师资格考试大纲》的内容和要求，确保了内容的全面性和时效性。第二，重实践运用。针对学前教育专业学生的特点和实际需要，围绕成为一个合格的幼儿园教师"需要做什么"和"具体怎么做"这两个问题展开，强调实践运用。第三，案例促理解。为了帮助学习者了解幼儿园保教实践中遇到的各种问题，灵活地运用保育教育现场的各种策略，本书列举了大量的案例，并对案例进行了具体分析，增强了本书的针对性和操作性。

三、多元化的教材使用者

这套教材主要的使用对象是职业院校相关专业的学生，也可用于幼儿园新教师培训、转岗教师培训和在职幼儿园教师自学时使用。实践取向的教材涉及学前教育、儿童发展理论的相关内容，以深入浅出的解读与理论联系实践的方式阐释，提供了大量的操作案例，同时提供课件，方便教师备课和理解钻研教材时使用，也便于学生自学、预习或温习。

杨莉君

于湖南师范大学

前言
QIANYAN

《教师教育课程标准（试行）》和《幼儿园教师专业标准（试行）》对学前教育工作者提出了明确要求："了解0~3岁婴幼儿保教和幼小衔接的有关知识与基本方法"。本教材是从0~3岁婴幼儿早期教育工作者应拥有的知识和技能出发，根据0~3岁婴幼儿身心发展的特点及早期教育规律编写的，为学习者提供了全面的知识结构体系和丰富的游戏范例，对0~3岁婴幼儿早期教育的开展有一定的参考价值。

本书分为七章，分别介绍了0~3岁婴幼儿生理和心理发展与保教、0~3岁婴幼儿的科学喂养与生活护理、0~3岁婴幼儿动作发展与保育，并在此基础上介绍了0~3岁早教中心亲子活动的设计与指导。同时，本教材还把0~3岁婴幼儿家庭育儿指导和社区早期教育列入其中，符合当代早期教育发展的时代需求。

本书实用性强，适合本科和高职高专学前教育专业学生使用，也可作为早教机构教师培训教材，同时对家长的保育与教育工作也有一定的指导作用。

本书由万湘桂主编，第二、四、五、七章由万湘桂编写，第一、三章由李君俐编写，第六章由邓祎编写。

本书的编写在结合作者自身教学经验的同时，也借鉴了很多学者的观点，参阅了大量的文献内容和资料，在此深表谢意。由于时间仓促，水平有限，书中难免存在某些缺点和不足，请读者提出宝贵意见，以便再版时修改完善。

编　者

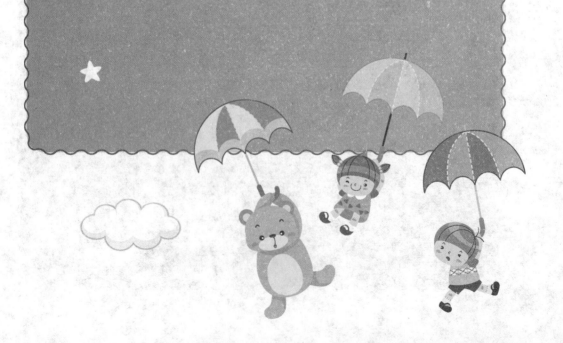

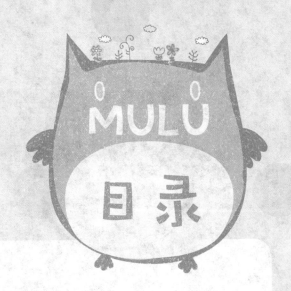

目录

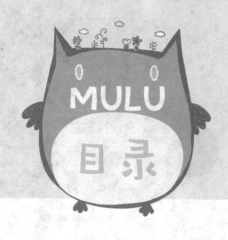

目录

MULU

第一章

0~3岁婴幼儿生理发展与保育

学习目标

1. 了解0~3岁婴幼儿身高（长）和体重的发育规律，掌握婴幼儿身高（长）和体重的保育措施。

2. 了解0~3岁婴幼儿头围与囟门的增长规律，掌握头围与囟门的保育措施。

3. 了解0~3岁婴幼儿骨骼和牙齿的发育情况，掌握骨骼和牙齿的保健措施。

4. 了解0~3岁婴幼儿大脑的发育规律，明确大脑发育与早期教育的关系，掌握促进婴幼儿大脑发育的方法。

|||||| 第一节　0~3岁婴幼儿身高和体重的发育与保育 ||||||

 一、0~3岁婴幼儿身高（长）的发育与保育

身高或身长是指从婴幼儿头顶到足底的长度。身高表示立位时头颈躯干及下肢的总高度，是生长长度的重要指标，也是准确评价生长发育水平、发育特征和生长速度不可缺少的指标。

（一）0~3岁婴幼儿身高（长）的发育规律

足月儿出生后身长平均为50厘米。婴儿出生后第1年增长最快：1~6个月时每月平均增长2.5厘米，7~12个月时每月平均增长1.5厘米，全年大约增长25厘米，所以1岁时大约是75厘米。1岁以后增长速度减慢，1~2岁全年增加约10厘米，2~3岁平均增加约5

厘米，到 3 岁时身高约为 90 厘米。以后每年平均增长约 5 厘米。

2~7 岁儿童身高可用下列公式估算：

2~7 岁儿童身高（长）（厘米）= 年龄 ×5+80（或 75）

（二）0~3 岁婴幼儿身高（长）的保育

1. 定期的、连续的测量和评价

测量次数：婴儿出生时应常规测量出生身长，6 个月以下每月测量 1 次，6 个月 ~1 岁每 2 个月测量 1 次，1~3 岁每 3 个月测量 1 次，3 岁后每半年测量 1 次。

身高（长）的测量方法：为 0~3 岁婴幼儿做仰卧位测量时，应准备身长测量床，脱去婴幼儿的帽子和鞋袜，让其仰卧在铺有清洁布的测量床的中线上。将婴幼儿头扶正，面向上，头顶轻贴测量床的顶板。操作者站在婴幼儿右侧，左手按住其双膝使双下肢伸直，右手轻轻推动滑板贴于双足底，准确读数，以厘米为单位，精确到小数点后一位数，记录测量结果（图 1-1、图 1-2）。

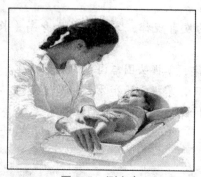

图 1-1 测身高

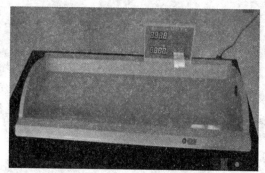

图 1-2 身长体重仪

将测量数值按月龄点在身高生长发育曲线图上（图 1-3、图 1-4），连成曲线就是婴幼儿的生长曲线，这样就可以动态观察婴幼儿的生长趋势，及早发现生长迟缓现象，以便及早分析原因，采取措施，促进生长发育。该曲线图中对生长发育的评价采用的是百分位法。图中 3%、15%、50%、85%、97% 分别表示的是第 3 百分位，第 15 百分位，第 50 百分位（中位数），第 85 百分位，第 97 百分位。打个比方：100 个孩子按身高从低到高排队，排在第 3 个的就是第 3 百分位，排在第 50 个的也就是排在中间的就是第 50 百分位。

生长发育曲线图中，3%~97% 之间是正常范围。但除了看单次的测量数值是否在正常范围内外，更需要动态关注生长曲线的走向是否与参考曲线一致。如果生长曲线与参考曲线走向始终是平行的，说明生长良好。如果生长曲线增长放缓、逐渐偏离参考曲线，或生长曲线不增、与横轴平行，以及生长曲线下降、与参考曲线方向相反时，则需要引起警惕和重视，应及时查找原因或请医生诊治。

男孩

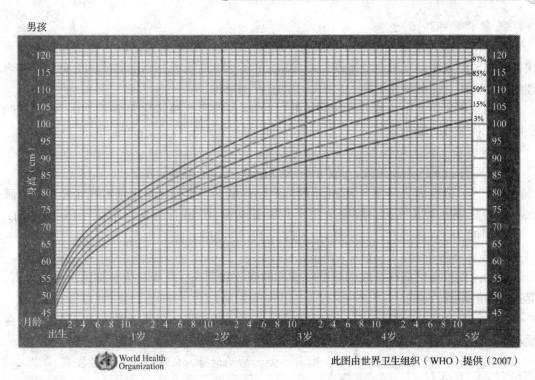

此图由世界卫生组织（WHO）提供（2007）

图 1-3　男孩身长 / 身高曲线图（0~5 岁）

女孩

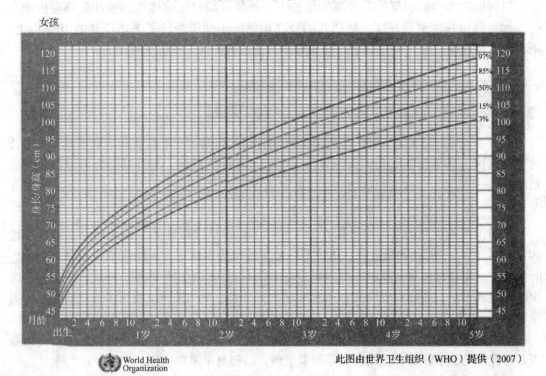

此图由世界卫生组织（WHO）提供（2007）

图 1-4　女孩身长 / 身高曲线图（0~5 岁）

2. 需要营养和阳光

营养对婴幼儿体格发育的影响很大，而且年龄越小影响越大。因为婴幼儿生长发育快，所需要的食物在质量上要比成人要求高。营养因素主要是指营养物质的充分供给和合理的喂养方法。提倡母乳喂养，并做好辅助食品的添加。

多晒太阳，阳光中的紫外线能使皮肤中的 7- 脱氢胆固醇转化为维生素 D，促进钙的吸收，有利于身高增加。

3. 保证充足的睡眠时间

脑下垂体分泌的生长激素，是刺激婴幼儿身体生长的重要激素。

人体生长激素的分泌在一天 24 小时内是不平衡的，其分泌量睡眠时高于觉醒时。睡眠不足会影响儿童长高，一般要求初生儿每昼夜睡 20 小时；2~6 个月时为 15~18 小时；6~18 个月时为 13~15 小时；18 个月 ~3 岁时为 12~13 小时。

4. 适当进行运动

运动能促进血液循环，改善骨骼对营养的吸收和利用，使骨骼生长加速、骨质致密，促进身高的增长。

3~4 个月的婴儿，每天应让其俯卧数次，或者进行游泳、婴儿操等运动，以促进全身活动。同时，应随着月龄的增长，及时培养翻身、爬、站、走等基本能力。

婴儿不应过久地被抱着或坐着。抱着不便于活动全身，久坐会影响下肢发育。

5. 及时治疗疾病

很多疾病都会影响婴幼儿身高的增长。一般急性病仅影响体重，慢性病则会影响身高。如果经过长期测量观察，婴幼儿的身高始终低于同年龄孩子平均身高的 10% 以上，则称为生长迟缓；低于 30% 以上，则属异常。上述两种情况都应及时诊治。

 二、0~3 岁婴幼儿体重的发育与保育

体重是人体的总重量，在一定程度上反映骨骼、肌肉、皮下脂肪和内脏重量及其增长的综合情况。体重是婴幼儿生长发育最重要、最灵敏的指标，与身高结合可以评价营养状况。

（一）0~3 岁婴幼儿体重的增长规律

我国正常新生儿的平均出生体重为 3.20~3.30kg。大多数新生儿出生后会出现生理性体重下降，3~4 天时达到最低点，体重下降最多的可达 300 克，7~10 天后可以恢复到出生时的体重。生理性体重下降的原因多半是新生儿不能立即适应母体外的环境，表现为多睡少吃，吸乳不足，而肺和皮肤又会蒸发大量水分，大小便的排泄也相当多，从而导致体重减轻。

如果体重下降太多或 10 天以上尚不能恢复到出生时的体重，就应查找原因，分析是否是母乳不足、喂养不合理或患病等因素所致，以便及早采取措施。

新生儿满月时一般增重 0.8~1.5 千克，平均增重 1.0~1.1 千克，出生后第 2、第 3 个月平均增重约 1.2 千克和 1.0 千克，第 4~6 个月平均每月增重 0.45~0.75 千克，第 7~12 个月平均每月增重 0.22~0.37 千克，全年共增重约 6.5 千克。由此可见，出生后前 3 个月体重增长速度最快，以后随月龄增长而逐渐减慢。

婴幼儿一般出生后 3 个月的体重约为出生时体重的 2 倍，1 周岁时体重约为出生时体重的 3 倍，1 岁后体重的增长速度进一步减慢。因此，从外表看，1 岁后的幼儿不如从前那么胖了。这是正常现象，不能以此认为孩子营养不充分或者有病。2 岁时体重约为出生时体重的 4 倍。1~3 岁体重平均每年增长 2 千克。

可用下列公式估算：

1~6 个月时体重（公斤）= 出生体重（或 3 公斤）+ 月龄 ×0.6（公斤）

7~12 月时体重（公斤）= 出生体重（或 3 公斤）+ 月龄 ×0.5（公斤）

1~10 岁时体重（公斤）= 年龄 ×2+7（或 8）

（二）0~3 岁婴幼儿体重的保育

利用体重生长发育曲线图（图 1-5、图 1-6）对婴幼儿的体重进行定期的、连续的测量评价。

测量次数：新生儿出生时应常规测量出生体重，6 个月以内的婴儿最好每月测量一次，6~12 个月每 2 个月测量一次，1~2 岁每 3 个月测量一次，2~6 岁每半年测量一次。每次测得的数字，要记录下来并与正常小儿的标准作比较。

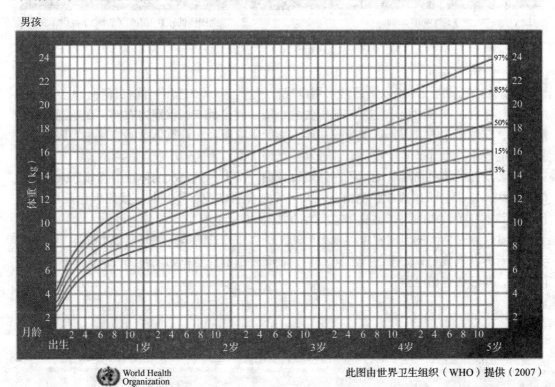

图 1-5　男孩体重生长发育曲线图（0~5 岁）

女孩

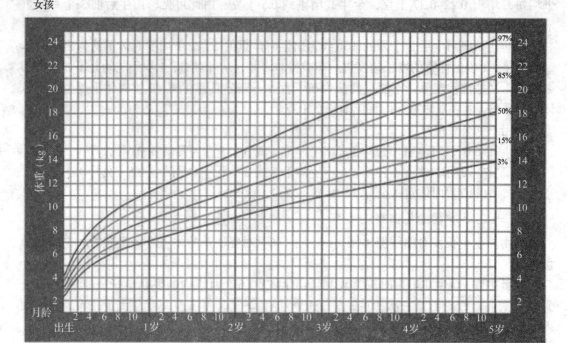

图 1-6　女孩体重生长发育曲线图（0~5岁）

体重的测量方法：1岁以下通常选用盘式杠杆秤，1~3岁选用坐式杠杆秤，3岁以上选用立式杠杆秤。测量时要求空腹，并排去大小便，脱去外衣，仅穿内衣裤（在室温适宜的情况下，应尽量脱去衣服，只留短裤，如不能脱去衣服，在计算体重时应减去衣服重量），测量前应矫正体重计"零"点，记录时以千克为单位，精确到小数点后两位。

把婴幼儿的体重值准确地标记在体重发育曲线图上。把每次的体重值连接起来，形成体重曲线，观察分析体重曲线的情况。一旦发现异常情况，要及时寻找原因，及早纠正，预防营养不良（消瘦或肥胖）及其他疾病的发生。

通常，通过曲线的走向便可以看出婴幼儿的体重增长趋势。如果曲线方向向上，表明婴幼儿营养状况良好；如果曲线方向水平，表明要引起注意；如果曲线方向向下，表明身体异常，要赶快查出原因。

拓展阅读

评价注意事项

1. 一般情况下，即使是同一性别、同一年龄的婴幼儿之间也会有差异，因此体重只要在正常范围内，即是正常。

2. 不要简单地认为婴幼儿的体重低于平均值就是不正常，而是要连续进行体重测试。只要婴幼儿的体重按照一定的规律增长，即属于正常。

3. 婴幼儿的体重增长与季节有关。夏季天气炎热时，婴幼儿胃口较差，睡眠时间短，体重增长要慢一些；冬季天气寒冷时，婴幼儿食欲较好，睡眠时间长，体重增加会快一些。

4. 如果婴幼儿的体重增长不符合正常增长规律，则需要尽快到医生那里查找原因。异常原因引起的体重不增，需要进行治疗。

5. 如果婴幼儿的体重超过同龄、同性别平均值20%以上，则为肥胖，这大多是饮食过多而又缺少活动引起的，少数是由内分泌或脑部疾病所致。

第二节　0~3岁婴幼儿头围与囟门的发育与保育

 一、0~3岁婴幼儿头围的发育与保育

（一）0~3岁婴幼儿头围的发育

经眉弓上方，枕骨结节绕头一周的长度为头围。头围反映了婴幼儿颅和脑的大小和发育情况，是判断大脑发育是否有障碍的主要诊断依据。

足月新生儿出生时平均头围34厘米左右，第1个月增长最快，平均增长2.8厘米，第2个月增长1.9厘米，第3个月增长1.4厘米，以后逐渐减慢，第4~6个月共增长3厘米，第7~9个月共增长2厘米，第10~12个月共增长1.5厘米。出生后第1年全年约增长13厘米，1岁时头围增至约46厘米。第2年头围增长减慢，全年增长约2厘米；第3年增长约1厘米；到5岁时增至50厘米；15岁时接近成人，为54~58厘米。

（二）0~3岁婴幼儿头围的保育

定期监测婴幼儿头围：6个月以内的婴儿每月测量一次，7~12个月的婴儿每2个月测量一次，1~3岁的幼儿每6个月测量一次。

头围测量方法：采用无伸缩性的软尺测量，被测婴幼儿取坐位，测量者位于婴幼儿右侧或正前方，左手拇指固定软尺零点于小儿头部右侧眉弓上缘处，软尺紧贴头部皮肤（若头发过多，将其分开），经右耳上、枕骨粗隆及左侧眉弓上缘回至零点，读数精确到小数点后一位（图1-7）。

定期监测婴幼儿的头围，有助于及早发现和诊断是否有疾病。如果婴幼儿的头围明显超出正常范围，则可能患有脑积水、巨脑症及佝偻病等疾病。如果婴幼儿的头围过小，可能是脑发育不全、头小畸形。

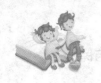

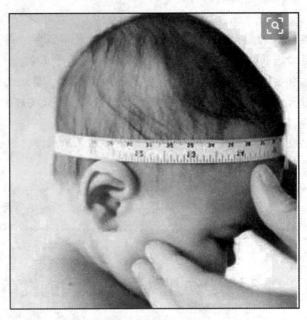

图1-7 头围测量

二、0~3岁婴幼儿囟门的发育与保育

（一）0~3岁婴幼儿囟门的发育

囟门指婴幼儿颅骨接合不紧所形成的骨间隙。新生儿出生时，颅骨之间并未完全连接在一起，这些间隙仅靠结缔组织膜连在一起。新生儿的囟门有两个，前囟和后囟。前囟门位于前顶，呈菱形，大多在出生后12~18个月闭合。正常情况下，新生儿的前囟门大约为1.5厘米×2厘米，从表面看上去，前囟门平坦或稍稍有些凹陷；后囟门位于枕上，呈三角形，一般在出生后6~8周闭合，最晚在出生后2~4个月闭合。

（二）0~3岁婴幼儿囟门的保育

囟门虽然不大，却是反映婴儿身体健康的一个重要窗口。在1岁之内，通过观察囟门，就可及早发现多种疾病，从而让婴儿早日得到诊断和治疗。

1. 观察囟门的闭合时间

囟门闭合的早迟是衡量颅骨发育健全与否的主要内容。闭合过早或过迟均是生长发育异常的表现。如果在6个月之前闭合，说明孩子可能小头畸形或大脑发育不全；如果在18个月后仍未闭合，则这样的孩子可能患有脑积水、佝偻病和呆小病。如果囟门关闭得较早，但只要头围还在长，也不必着急。发现囟门关闭异常，应立即带孩子去医院做进一步检查。

2. 观察囟门的状态

囟门隆起表示颅内压增高，这种孩子可能是脑膜炎、脑炎或者是因大量服用维生素A而引起的中毒；囟门凹陷则有可能是由于脱水和营养不良。

3. 清洁护理

由于囟门处没有坚硬的颅骨覆盖，清洗时应注意保护，以防大脑遭受损伤。给婴幼儿洗头时，应选用新生儿专用洗发液，手指应平置在囟门处轻轻地揉洗，不应用手指强力按压或强力搔抓，更不能以硬物在囟门处刮划。洗头水不能过热，要用温水。有的婴幼儿前囟头皮有一些不易洗去的污垢，可用消毒棉花蘸凉的植物油涂在污垢上，待其软化后再用消毒棉花按照头发生长方向轻轻拭去，千万不能强行揭下。

4. 注意保暖

冬天外出时应戴较厚的帽子，在保护囟门的同时，减少热量的散失。

‖‖‖‖‖ 第三节 0~3岁婴幼儿骨骼和牙齿的发育与保育 ‖‖‖‖‖

 一、0~3岁婴幼儿骨骼的发育与保育

（一）0~3岁婴幼儿骨骼的发育

0~3岁婴幼儿骨骼的发育主要有以下特点：

1. 骨骼数量多于成年人

成年人的骨有206块，婴幼儿有一些骨尚未融合连接成一个整体。例如，成人的髋骨是一块整骨，而婴幼儿的髋骨是由髂骨、坐骨和耻骨3块骨头借软骨连接在一起的，还没有形成一个整体，骨盆也尚未定型，所以要避免婴幼儿从高处往坚硬的地面跳，以免骨盆发生错位。

2. 骨骼生长迅速

婴幼儿正处于身高迅速增长时期，其骨骼不断地长长、加粗。同时，骨骼外层的骨膜比较厚，血管丰富，有利于儿童骨骼的生长和骨组织的再生和修复。

3. 骨骼柔软易弯曲

骨骼的主要化学成分是无机盐和有机物。无机盐主要是钙和磷，它们赋予骨骼以硬度；有机物主要是蛋白质，它们赋予骨骼以韧性和弹性。成人的骨骼中，有机物约占1/3，无机盐约占2/3，而婴幼儿的骨骼中有机物和无机盐各占一半。所以，婴幼儿的骨骼柔软，弹性大，可塑性强。因此，婴幼儿可以做许多成人无法做的动作，如婴幼儿能吃到自己的脚指头，但同时也很容易出现骨骼的弯曲变形。

4. 头部骨骼尚未发育好

新生儿出生时，头部骨头之间有很大的缝隙。在颅顶前方和后方有两处仅有一层结缔组织膜覆盖，分别称前囟门和后囟门。婴幼儿的骨缝要到4~6个月才能闭合，后囟门在2~4个月闭合，前囟门在1~1.5岁才能闭合。

5. 脊柱的生理性弯曲

成年人的脊柱有4个生理性弯曲：颈曲、胸曲、腰曲和骶曲。这些弯曲与人类直立行走有关，可以起到缓冲震荡和平衡身体的作用。新生儿出生时脊柱几乎是直的，只有骶曲，其他的弯曲是随着动作发育逐渐形成的。一般婴儿在3个月左右抬头时出现颈曲，6个月能坐时出现胸曲，10~12个月学走路时出现腰曲。婴幼儿的生理性弯曲并不固定，在仰卧位时，弯曲可能消失，因此不宜睡软床。而当婴幼儿体位不正时，容易引起脊柱的弯曲变形。

6. 胸骨尚未完全结合

婴幼儿的胸骨由胸骨柄、胸骨体和剑突构成，各部分仅靠软骨连接在一起，可塑性强，但连接不牢固。维生素D缺乏、呼吸系统疾病以及不正确的坐姿，都会影响胸骨的正常发育，造成胸骨畸形，形成鸡胸，从而影响婴幼儿的健康发育。

7. 腕骨的钙化

新生儿出生时腕部骨骼均是软骨，6个月左右才逐渐出现骨化中心，10岁左右腕骨才全部钙化完成。因此，婴幼儿的腕部力量不足，不能拿重物。为他们准备的玩具要轻。运用手部的精细动作时，时间不宜过长。

8. 关节发育不全

婴幼儿关节窝浅、关节韧带松弛，关节的伸展性及柔韧性较大，但关节的牢固性较差。在外力作用下，如用力过猛、悬吊或不慎摔倒，容易发生关节脱臼，特别是肘关节。当肘部处于伸直位置时，若被猛力牵拉手臂，就可能造成"牵拉肘"。例如，大人在给婴儿穿脱衣服或领着幼儿上楼梯、过马路时，用力提拎、牵拉手臂，都会造成"牵拉肘"。

9. 足弓尚未形成

足部有一凸向上方的弓形，称足弓。足弓具有弹性，能缓冲行走和跳跃时对身体和脑所产生的震荡。新生儿的脚没有足弓，到了站立和行走时，才开始出现足弓。由于婴幼儿的肌肉力度小、韧带发育不完善，长时间站立、行走或负重，或经常不活动可导致脚底的肌肉疲劳，韧带松弛，出现扁平脚，影响行走和运动。

（二）0~3岁婴幼儿骨骼的保育

1. 培养正确的体姿，防止骨骼畸形

体姿即坐、立、行时身体的习惯姿势，不良的体姿会导致脊柱和胸骨等相应骨骼变形。因此，应从小培养婴幼儿良好的体姿，做到坐有坐相、站有站相。坐着时，两腿平放地上，不佝背、不耸肩、身子坐正；站着时，身子正，腿不弯，抬头挺胸，不全身乱扭。另外，选择高度适宜的桌椅及适合的床铺对防止骨骼畸形也有重要意义。

2. 合理膳食，保证骨骼生长

合理膳食是保证骨骼健康生长的重要条件，要给婴幼儿提供优质蛋白质、钙、磷、维生素A和维生素D等营养元素，保证骨骼的生长。

3. 多晒太阳

婴幼儿应多晒太阳。因为阳光中的紫外线能使皮肤中的7-脱氢胆固醇转化成维生素D，从而促进钙的吸收。

4. 合理组织体育锻炼

适宜的体育锻炼能促进机体新陈代谢，加速血液循环，加快钙和磷在骨骼中的沉淀，使骨骼生长加速、骨质致密。

5. 注意安全，防止骨骼损伤

活动前，要做好各项准备工作，避免用力牵拉婴幼儿手臂，以防脱臼和肌肉损伤。不要使婴幼儿从高处往坚硬的地面上跳，以免骨盆错位。不要让婴幼儿拎过重的东西，手的精细动作时间不宜过长。婴幼儿站立和行走时间不宜过长。

6. 衣服鞋子应宽松适度

婴幼儿不宜穿过于紧身的衣服，以免影响血液循环。衣服应该宽松适度，如过于肥大，会影响运动，易造成意外伤害。鞋要合脚，过小的鞋会影响足弓的正常发育。

 二、0~3岁婴幼儿牙齿的发育与保育

（一）0~3岁婴幼儿牙齿的发育

牙齿是人体内最坚硬的器官。人的一生有两副牙齿：乳牙和恒牙。

新生儿虽然口腔内没有牙齿，但颌骨内已经有牙胚，乳牙的钙化是在胎儿5个月时开始的。牙齿的萌出是成双成对的，有一定的时间，也有一定的顺序（表1-1）。乳牙一般在出生后6~8个月时萌出，少数婴儿4个月可出乳牙。若10个月以后仍未出牙，可能与遗传和佝偻病等有关。乳牙的萌出会按一定的顺序，即下中切牙、上中切牙、下侧切牙、上侧切牙、第一乳磨牙、尖牙、第二乳磨牙。乳牙共20颗，一般在两岁半全部出齐。

2岁内乳牙数可用下列公式计算：

$$乳牙数 = （月龄 - 6）$$

即10个月的婴儿应出4个乳牙。7~12岁乳牙脱落，恒牙逐渐长出，共32个。

表1-1 乳牙萌出时间和顺序

名称	萌出年龄	牙数／颗	总牙数／颗	备注
下中切牙	4~10个月	2	2	
上中切牙 下侧切牙	6~14个月	4	6	牙齿对称， 左右萌出， 一般下牙 先萌出
上侧切牙	6~14个月	2	8	
第一乳磨牙	10~17个月	4	12	
尖牙	16~24个月	4	16	
第二乳磨牙	20~30个月	4	20	

婴幼儿出乳牙一般无不舒服感，个别婴幼儿可能会出现睡眠不安、哭闹、流口水、喜欢咬硬东西或咬手指、喂奶时咬奶头等现象。这些现象多在出牙后便自然消失。在出牙期，食物方面宜添加脆性食品，如饼干、烤面包片，以帮助乳牙的萌出，但不宜咬太硬的东西，如硬果壳等，防止损伤牙釉质。

牙齿的结构包括牙釉质、牙本质和牙髓腔。牙髓腔里有丰富的血管和神经（图1-8）。婴幼儿牙齿牙釉质较薄、牙本质较软脆、牙髓腔较大，牙齿咬合面窝沟较多，如果不注意口腔清洁卫生，容易发生龋齿。

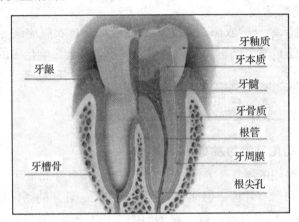

图1-8 牙齿结构模式图

（二）0~3岁婴幼儿牙齿的保育

1. 注意牙齿的清洁卫生，预防龋齿

吃奶的婴幼儿，在两次喂奶之间喂点白开水，就可以起到清洁口腔的作用。2岁左右的幼儿，饭后可用清水漱口，含漱的时间要长一些，要用力鼓腮，用水把粘在牙齿表面和间隙的食物残渣冲洗掉，然后吐出漱口水。到3岁左右就该学着刷牙了。早晚刷牙，选用儿童牙膏和牙刷，学会正确的刷牙方法。

2. 防止牙列不齐

从以下几点着手：

第一，给婴幼儿喂奶时，要坐起来。人工喂养时，奶瓶注意不要过分上翘或下压。不要让孩子自己抱着奶瓶。

第二，改正不良习惯，如吸吮手指、咬安抚奶嘴、托腮等。另外，要用鼻子呼吸，不要用口呼吸，孩子的鼻子不通气，要及时治疗鼻堵，否则会造成孩子的牙齿前凸，形成龅牙。

3. 保证充足的营养和阳光

钙和磷等无机盐是构成牙齿的原料，需要从饮食中提供。人的皮肤经阳光中的紫外线照射后，可以产生维生素D，促进钙、磷的吸收利用。

4. 提供适宜的刺激

俗话说"牙不嚼不长"，小孩将要出牙时，可给其"手拿食"如烤面包片等较硬的食物，磨磨牙床，促使牙齿萌出。随着牙齿数目的增多，可逐渐添加耐嚼的食物，如菜末、粗粮等。食物太精细，无须咀嚼，不利于牙齿和颌骨的正常发育。

5. 避免牙齿外伤

乳牙牙根浅，牙釉质较薄，一旦牙釉质被硬东西硌伤，就不能重新长好，受损伤的牙齿也容易长龋齿。不要用牙咬硬东西，也要防止因摔倒而损伤牙齿。

6. 定期检查，及时治疗龋齿

家长应在婴儿第 1 颗牙齿萌出时就带他去做第一次检查，最迟不要超过婴儿满 12 个月。发现龋齿要及时在医生指导下治疗。

第四节　0~3岁婴幼儿大脑的发育与保育

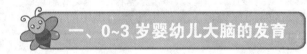
一、0~3 岁婴幼儿大脑的发育

（一）大脑重量的变化

在胎儿时期，大脑发育一直处于领先地位。婴幼儿时期是人一生中大脑重量增长最快的时期。出生时，大脑的重量已有 350 克 ~ 400 克，大约是成人大脑重量的 1/4，而其体重只有成人体重的 1/20。出生后，大脑继续迅速发育，6 个月时大脑重约 700 克，接近成人脑重的 1/2；1 岁时大脑重约 900 克，为成人大脑的 2/3；2 岁时为成人大脑重量的 3/4；4~6 岁时达到 1250 克，约为成人大脑重量的 9/10，此后直到成年大脑的发育过程开始减慢（图 1–9）。可见，大脑在人生的最初两年内发育得最快。

所以，新生儿前 1~2 年是大脑发育的关键期。所谓关键期，就是指在这段时间内婴幼儿最容易学习某种知识和经验，错过这个时期就不能获得或达到最好的水平。同时，在这段关键期内，大脑也最容易受到损伤，如果损伤不能得到及时的修复，严重的损伤往往会造成不可逆的后果，影响终身。

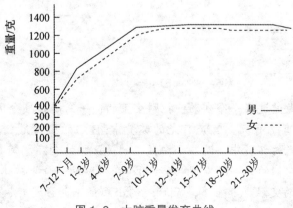

图 1–9　大脑重量发育曲线

（二）大脑皮层的发育和功能

成人大脑皮层的神经细胞约有160亿个，面积约有 2200 cm² 。与大脑重量的发育相比，胎儿大脑皮层的发育较晚。学者对婴幼儿出生后布罗卡氏区（又称为说话中枢）大脑皮层的发育进行的研究表明，新生儿大脑皮层神经细胞的数目、树突和神经细胞之间的联系都很有限。随着月龄的增长，婴幼儿大脑皮层的发育非常迅速，前6个月的变化尤为明显。

随着大脑重量和大脑神经细胞结构的改变，大脑皮层的表面积也在不断增长，沟回逐渐增加。

新生儿大脑皮层兴奋性较低，每日几乎都在睡眠状态，每日睡眠的时间为18~20小时。随着大脑皮层的发育，睡眠时间逐渐减少。但是，在整个婴幼儿期，大脑皮层的发育尚未成熟，因而其大脑兴奋和抑制功能存在如下特点：

（1）容易兴奋而不容易抑制，在教育中，正面的引导比较容易而负面的约束比较困难；

（2）内抑制过程还不成熟，自控能力差；

（3）兴奋容易建立也容易分散，兴奋持续的时间比较短，表现为注意力集中的时间比较短，容易疲劳。年龄越小者这种特点越明显。

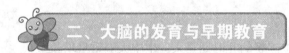

二、大脑的发育与早期教育

科学研究显示：大脑是一切心理现象产生和发展的物质基础。从脑重、脑皮层结构以及脑机能的变化程度等反映大脑发育、成熟情况的一系列重要指标来看，婴幼儿时期的大脑发育为婴幼儿接受教育奠定了物质基础，也为婴幼儿心理的迅速发展提供了生理基础。

脑科学家认为，早期教育能促进大脑的发育。胎儿在降生前，脑细胞分裂增生以及大脑皮层的结构已基本完成。出生时，其生理活动仅为条件反射。出生以后，那些来自视觉的、触觉的、平衡的、运动的、语言的、形状的、颜色的、符号的、声音的众多纷繁的信息刺激，蜂拥而至，源源不断地刻印在脑中，使脑细胞形成致密复杂的网络，改变大脑的微观结构并提高整个大脑的功能。

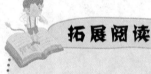

两组小白鼠对比试验

科学家们曾做过这样一个实验：把刚生下的同一窝小白鼠分成A、B两组，A组的小白鼠住在有吃有玩、有声有光的环境中；B组的小白鼠住在只有吃，没有玩具、没有声和光的环境中，两组小白鼠吃的是同样的食品。饲养一段时间之后，研究人员在解剖它们的大脑时发现：A组的小白鼠脑的分量重、体积大，神经元长得饱满，脑细胞的突触也非常多；而B组的小白鼠脑的分量轻、体积小，呈萎缩状态，脑细胞的突触几乎不长。

心理学家和教育学家认为，人的心智发展的关键期主要在婴幼儿期。意大利教育家蒙特梭利认为，儿童出生后三年的发展在其程度和重要性上超过儿童一生的任何阶段。苏联生理学家巴甫洛夫更有惊人之语：婴幼儿生下来的第三天开始教育，就晚了两天，所以，抓住婴幼儿智力发展的最佳期，利用其脑神经的敏感性进行早期教育，将会起到事半功倍的效果。

婴幼儿的生命只有一次，是一去不复返、不可逆转的。婴幼儿如果缺乏早期教育和开发，任其自然生长，错过大脑最佳生长发育期，等脑组织结构趋于定型，潜能的开发就会受到限制，即使有优越的先天条件，也无法获得良好的发展。巴甫洛夫的两组小白鼠的对比实验、印度狼孩的智力滞后事实说明：一旦脑组织"呆傻"结构形成，以后再努力教育开发也无济于事。

综上所述，婴幼儿早期教育已成为刻不容缓的大事，它关系到人类智慧潜能的挖掘、性格的培养、素质的提高。因此，必须采取科学的教育训练方法，使婴幼儿保持良好的情绪，增进大脑的活力，使其潜能得到合理的开发。根据专家研究，目前对婴幼儿进行教育训练的方法，大致有以下几个方面：

1. 充分调动和训练感觉器官。如让婴幼儿多看各种物体的颜色、形状，用鼻子去闻各种气味、用舌头品尝各种味道，用手抚摸婴幼儿的皮肤，让纷繁的感受刺激脑细胞和感觉中枢神经细胞的生长发育，促进脑细胞树突和轴突的繁茂生长。

2. 尽量引导婴幼儿做各种运动。要有意识地训练婴幼儿的抓、握、捏、扔、按、拍和爬、立、行、跑、跳等运动。尤其是要训练其手的精细动作，促进小脑发育和平衡，多使用左手、左脚、左眼、左耳，以发挥其功能，促进右脑的发育。

3. 让婴幼儿通过接触外部环境，感受大自然，去认识各种事物，锻炼他们的观察力，培养他们对事物的敏感性。

4. 尽早地对婴幼儿进行形象化语言教育。较早地开发孩子对语言的感知力和接受力，促进他们的理解和记忆，使他们萌发出形象联想，乃至自由天真的幻想。

5. 尽早地促使婴幼儿音乐细胞的产生，长期给胎儿和婴幼儿播放美妙的轻柔的音乐，让变幻无穷的音调、起伏不定的节奏、丰富的音色来启动其心灵和智慧。长期受艺术感染和熏陶的儿童一般情绪稳定，思想活跃，热情活泼，兴趣广泛，并能很好地集中注意力，提高学习效果。

6. 为使大脑处于最佳状态，要保证婴幼儿有充足的氧气和科学合理的营养物，以促使血液有足够的葡萄糖含量供给大脑，保证大脑能量消耗，同时要培养婴幼儿良好的生活习惯，提高他们的睡眠和生活质量。

总之，要使婴幼儿大脑生长发育良好，要从两方面进行努力：一是要有充足的营养，新鲜的氧气，优良的环境，促使大脑组织的生长，完善大脑结构；二是丰富的信息刺激，提高大脑的功能。前者为大脑发育奠定物质基础，后者为大脑功能提供精神食粮，两者结合起来才能使婴幼儿具有发达的大脑。而要开发婴幼儿的大脑智力、提高婴幼儿的身体素质就必须抓住其大脑发育的最佳时机。

思考与练习

一、简答题

1. 婴幼儿的骨骼发育有何特点？应注意些什么？

2. 简述婴幼儿的牙齿发育的规律。如何预防龋齿？

二、分析题

1. 有人说，乳牙有病没事，反正乳牙是要换的，等换了后自然就好了。这种观点对吗？为什么？

2. 有些小孩吃饭常常把饭泡在汤水中一起吃，这种吃法为什么不好？

3. 一婴幼儿误食一分硬币后，过两天在粪便中发现，请思考该硬币都经过哪些器官排出体外？

4. 星期三的早教课，张老师发现班上有好几个小朋友都没来，打听才知道，这几个小朋友都是因为在家吃坏了肚子，消化不良。请谈谈婴幼儿为什么容易出现消化不良，张老师应向孩子的家长提出哪些建议。

三、实操题

1. 根据所提供的婴幼儿的身高实测值，正确记录出相应的身高发育曲线。

2. 根据所提供的正常女婴标准身长的下限值和上限值，判断该女婴身高的生长是否正常。

一个出生 15 个月女婴的年龄别身长实测值:（cm）

月龄	0	1	2	3	4	5	6	7	8	9	10	11	12	13	14	15
身长	45.5	48.0	51.0	53.5	55.5	57.5	59.0	61.5	62.5	64.0	65.2	66.8	67.5	68.8	69.8	70.0

出生 ~15 个月正常女婴年龄别标准身长的下限值和上限值:（cm）

月龄	0	1	2	3	4	5	6	7	8	9	10	11	12	13	14	15
下限	45.5	49.0	52.0	54.6	56.9	58.9	60.6	62.2	63.7	65.0	66.2	67.5	68.6	69.8	70.8	71.9
上限	54.2	58.1	61.6	64.5	67.1	69.3	71.2	72.9	74.5	75.9	77.3	78.7	80.0	81.2	82.5	84.7

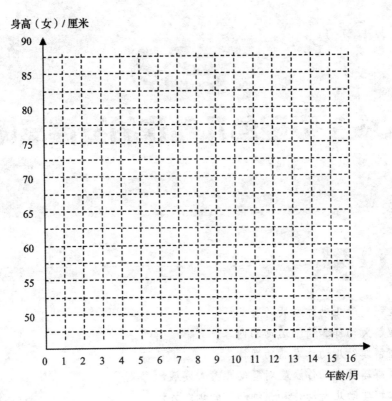

实 践 活 动

　　请尝试为一名婴幼儿测量身高、体重、头围并进行评价，针对具体情况提出合理的建议。

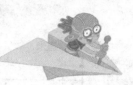

第二章

0~3 岁婴幼儿动作的发展与保育

学习目标

1. 理解婴幼儿动作发展的含义。
2. 理解大动作和精细运动的内容。
3. 理解婴幼儿动作发展的规律。
4. 懂得婴幼儿动作发展对婴幼儿身心发展的意义。
5. 掌握婴幼儿大动作和精细动作的训练方法。

|||||||||| 第一节 0~3岁婴幼儿动作发展概述 ||||||||||

动作发展，对于婴幼儿来说是一项非常重要的内容。动作是婴幼儿探索世界、适应环境的主要手段，也是构筑智力大厦的基石。由于人类的动作主要受大脑神经系统的支配与控制，因此与其他动物相比，婴幼儿的动作发展相对较晚，并且发展缓慢。

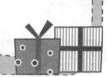

一、婴幼儿动作发展的含义

动作可以看成是运动系统、神经系统和心理系统在一定环境要求和条件作用下的协调活动过程和结果。本课程中动作发展是指 0~3 岁期间，婴幼儿的各种基本动作有规律地出现和不断发展变化的过程。

0~3 岁婴幼儿期的动作发展主要是手的抓握技能和独立行走能力（里程碑）。

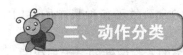

二、动作分类

按照牵引动作产生的肌肉类型分类：粗大动作（大动作）、精细动作。

按照动作产生的部位分类：头颈部动作、躯干动作、上肢动作、下肢动作、手部动作、足部动作。

三、0~3岁婴幼儿动作发展规律

动作发展是儿童身心发展的重要组成部分，动作并不等同于心理，但动作和活动与心理发展之间存在着非常密切的关系。婴幼儿动作是心理发展的外部表现，婴幼儿动作的发展反映着心理的发展，对婴幼儿心理发展具有重要意义。动作发展是婴幼儿心理发展的源泉或前提。没有动作，婴幼儿心理就无从发展。婴幼儿运用已有的动作模式和感知觉对外界刺激做出反应，获得对环境的最初认识。通过动作发展的研究，可以了解婴幼儿心理发展的内容和水平。

1. 首尾规律：动作发展由上至下，即由头部到尾端，由上肢到下肢发展动作技能

婴幼儿最早的动作发生在头部，其次在躯干，最后是下肢。

发展顺序：抬头—翻身—坐—爬—站—走。也就是说，离头部最近的动作先发展，靠足部近的动作后发展。这种趋势也表现在一些动作本身的发展上。例如，婴幼儿学爬行时，先是学会借助手臂匍匐爬行，然后才逐渐运用大腿、膝盖和手进行手膝爬行，最后才是手足爬行，这就是首尾规律。

2. 近远规律：动作发展由近至远，即由身体中心向四肢远端发展动作技能

发展顺序：肩—臂—肘—腕—手指。婴幼儿动作的发展先从头部和躯干的动作开始，然后是双臂和腿部的动作，最后是手部的精细动作。越接近躯干的部位，与之相联系的动作发育就越早。相反，远离身体中心的肢端，动作发育较迟。

3. 大小规律：即先发展大肌肉粗大动作，再发展小肌肉精细动作

婴幼儿粗大动作的发展，先是从活动幅度较大的大动作开始，而后才是比较精细的动作，也就是从大肌肉动作到小肌肉动作。所谓大肌肉动作是指抬头、坐、翻身、爬、走、跑跳、平衡、踢等，是大肌肉群所组成的动作。大肌肉动作常伴随强有力的大肌肉的伸缩全身运动神经的活动，以及肌肉活动的能量消耗；小肌肉动作，如吃饭、穿衣、画画、剪纸、玩积木、翻书、穿珠等。从四肢动作而言，婴幼儿先学会臂与腿的动作，以后才逐渐掌握手和脚的动作，通常是先用整个手臂去够物体，以后才会用手指去抓。这种动作发展规律称为大小规律。

4. 无有规律：即由无意识的活动发展向有意义的探索行为发展

婴幼儿动作发展的方向是越来越多地受心理、意识支配，动作发展的规律也顺应婴幼儿心理发展的规律——从无意向有意发展。

5.泛化集中规律：即婴幼儿出生后的动作发展从泛化的全身性动作向集中的专门化的动作发展

婴幼儿最初的动作是全身性的泛化动作。这种动作是笼统的、弥散性的、无规律的。例如，满月前，婴儿在受到疼痛刺激后，会边哭闹边全身活动。满月后，婴儿的动作逐渐分化，向局部化、准确化和专门化的方向前进，由不协调到协调，手舞足蹈——视物伸臂——伸手抓物。这就是从整体到局部发展的泛化集中规律。

四、婴幼儿动作发展的意义

（1）增强体质和体能。
（2）促进脑部神经组织的发展。
（3）促进婴幼儿认知和社会交往能力的发展。

随着动作能力的发展，婴幼儿与周围人的交往从依赖、被动逐渐向具有主动性转化。动作的发展可以促进婴幼儿社会交流能力的发展。

‖‖‖‖‖ 第二节 0~3岁婴幼儿大动作的发展特点与训练 ‖‖‖‖‖

一、大动作的含义与内容

大动作又称为粗大动作或大运动，是大肌肉或者大肌肉群所组成的随意动作。

0~3岁婴幼儿的大动作主要指头颈部、躯干和四肢幅度较大的动作。

大动作包括抬头、翻身、坐、爬、站、走、跳、独脚站、上下楼梯、四肢活动和姿势反应、躯体平衡等各种运动能力。例如，跑（追着跑、障碍跑）、跳（原地跳、向前跳）、投掷、玩运动器具（荡秋千、蹬童车）等。

二、0~3岁婴幼儿大动作发展的意义

（1）提高身体素质，增强基本活动能力。
（2）提高对外界适应能力。
（3）促进智力和潜能的发展。
（4）培养良好的性格。
（5）调节特殊婴幼儿的心理缺陷。

三、0~3岁婴幼儿大动作发展的年龄特点

1.0~1岁以移动运动为主

例如，躺、坐、爬、站等。

2.1~2岁由移动活动向基本运动技能过度

例如，爬（障碍爬）、走、滚、踢、扔、接等。

3.2~3岁以发展基本运动技能为主，向各种动作均衡发展

例如，走（向不同方向走、曲线走、侧身走或倒着走）。

四、0~3岁婴幼儿大动作的发展顺序

0~3岁婴幼儿大动作的发展顺序（表2-1）。

表2-1 0~3岁婴幼儿大动作的发展顺序

动作内容	年龄	动作发展
抬头	1个月	略抬头
	2个月	45°
	3个月	90°
	4个月	180°
翻身	3个月	侧翻
	4个月	仰—俯
	5个月	俯—仰
	6个月	连滚
坐	1个月	扶坐背脊成半圆
	3个月	扶坐腰呈弧形
	4个月	坐时头不后垂，身体摇晃
	5个月	靠背坐
	6个月	前倾坐
	7个月	直背做
	8个月	动态坐
	9个月	坐位后方平衡

动作内容	年龄	动作发展
爬行	2 个月	踢腿动作
	3~4 个月	上臂支撑起身体
	6 个月	腹爬
	8 个月	手膝爬行
	10 个月	手足爬行
站立和行走	5~6 个月	扶两腋可跳跃
	8 个月	可扶站
	10 个月	搀扶走几步，靠墙站立
	11 个月	独站
	12 个月	独走几步
	15 个月	能自如行走
跳	2 岁	向前跳一步，原地跳跃
	3 岁	用一脚跳跃障碍物
	2.5~3.5 岁	独脚连续跳 1~3 下

 五、0~3 岁婴幼儿大动作指导游戏与范例

（一）游戏内容的选择

1. 根据婴幼儿的情绪选择游戏种类

根据婴幼儿不同的情绪状态，选择不同的游戏或运动项目。在婴幼儿情绪饱满的状态下，适宜选择比较剧烈、活动量较大的游戏，如捉迷藏等。这种游戏能够引起婴幼儿大脑兴奋，促使脑干神经活跃起来；在婴幼儿身体不适、情绪欠佳的状态下，最好选择一些安静平和的游戏，如拍手游戏等。

2. 根据年龄特点选择训练大动作的游戏

婴幼儿在不同的年龄阶段有不同的肢体动作发展要求，应根据年龄特点选择适宜的游戏进行训练。

（1）0~6 个月，选择与俯卧、翻身、抱坐等动作发展有关的游戏进行训练，如俯卧翻身游戏等。

（2）7~12 个月，选择与坐、爬、扶站、扶走等动作发展相关的游戏进行训练，如爬行游戏等。

（3）13~18 个月，选择与站立、独立走、攀登、掌握平衡等动作发展相关的游戏进行训练，如推玩具车等。

（4）19~36个月，选择稳步走、跑步、攀登楼梯、跳跃、单脚站立、抛物、旋转等动作发展相关的游戏进行训练，如投球、踢易拉罐等。

（二）0~3 岁婴幼儿大动作的培养目标

1. 学会抬头、翻身游戏

（1）俯卧转头；

（2）仰卧抬头；

（3）趴着玩。

2. 学会四肢协调爬行

（1）单臂支撑练习；

（2）双手交叉练习；

（3）跪练习；

（4）两腿交叉练习；

（5）四肢协调爬行练习；

（6）爬行游戏。

3. 学会直立和行走

（1）攀物站立；

（2）坐膝站立；

（3）座椅站立；

（4）移步行走；

（5）扶东西走；

（6）跨越障碍走；

（7）推小车走；

（8）用脚尖走。

4. 学会跑

（1）抱着跑；

（2）辅助跑跳；

（3）逗着跑；

（4）放手跑；

（5）自动停稳跑。

5. 学会跳跃

（1）背着跳；

（2）原地跳；

（3）从高处跳；

（4）立定跳远。

6. 学会攀登

（1）用双手握住一根横木，然后双脚依次登上一格横木；

（2）双手双脚（同侧或者异侧）交替向上攀登。攀登时先移手，后移脚；返回时先移脚，后移手。

7. 学会玩球类游戏（基本动作包括：滚、抛接、踢、拍、投等）

（1）碰触球；

（2）滚球；

（3）顶球；

（4）踢球；

（5）跳高球。

（三）0~3岁婴幼儿大动作训练的原则

1. 安全性原则

在设计动作指导活动时，要注意活动的安全性。动作训练中应注意保护婴幼儿的健康和生命不受伤害；训练人员身心健康，无任何传染性疾病；训练的内容和形式符合婴幼儿的身心健康发展的要求；训练的环境、器材和玩具材料清洁卫生，无毒无害无安全隐患；注意培养婴幼儿初步的自我保护意识和能力。

2. 全面性原则

动作训练的活动类型应多样。注意大肌肉大动作技能训练和小肌肉精细动作技能训练交替进行；以体力活动为主的活动和以脑力活动为主的活动交替进行；室内活动和室外活动交替进行。

3. 循序渐进原则

从婴幼儿身心的实际发育水平出发，根据动作本身的发展顺序和规律，把动作分解为细小的步骤，循序渐进地进行训练，一步一步地促进婴幼儿动作的发展。如"由仰卧转至坐起"可分解为：仰卧侧卧—俯卧—四点跪—坐起；又如"爬"的动作训练过程可分解为：俯卧抬头—腹部着地（匍匐爬行）—四肢着地（手膝着地爬）—手足着地。

4. 活动内容生活化原则

将动作训练与婴幼儿日常生活的需要结合起来。集体训练时，教师要善于从婴幼儿的日常生活中发现有利于发展其动作技能的训练内容，如穿脱衣服等动作训练内容，有利于婴幼儿更好地获得生活技能、适应环境。同时，家庭生活中，家长可以更方便地找到发展孩子动作技能的时机和方法。比如，利用孩子上楼的机会练习爬楼梯，利用散步的机会练习走路等。训练活动的内容尽量做到"从生活中来，回到生活中去"。

5. 活动形式游戏化原则

活动形式应符合不同年龄段婴幼儿的兴趣、愿望和需要，应该使婴幼儿和他们的家长在训练活动中体验到愉快。各类游戏（如亲子游戏、集体游戏、竞赛游戏、角色游戏等）是最好的活动组织形式。在设计指导活动时，要避免活动枯燥无味。

（四）不同年龄段大动作训练的游戏范例

3个月：俯卧抬头 90°

目的： 抬头训练，锻炼颈背部肌肉，扩大婴儿的视觉范围。

方法： 婴儿俯卧位，使婴儿的肘关节屈曲支撑上身，训练者用玩具或语言，鼓励婴儿抬头。如抬头不到90°，训练者可轻轻拍击婴儿下巴，或轻托下巴，或在婴儿的胸部下面垫一个小枕，促使婴儿抬头。

注意事项：

1. 婴儿俯卧的姿势要正确，手不能后伸，也不要压在胸下面。

2. 如果婴儿头还不能抬起，甚至婴儿的下巴还不能离开床面，应怀疑存在发育落后，需要做进一步检查。

4个月：手支撑，能左右转头

目的： 锻炼婴儿颈、背和上肢部位的肌肉，是爬行、翻身运动的基础动作。

方法：

1. 婴儿置俯卧位，训练者帮助其双手放在肩下方，手掌着地。在婴儿头的前上方用玩具逗引，吸引婴儿用手支撑住身体，肘关节伸直，身体重心落在手上，头完全抬起（90°），并能向左、右方向看。

2. 可给婴儿提供帮助。

（1）轻轻向上扶住婴儿两肩。

（2）用双手分别扶住婴儿两手的肘关节部位，使其手臂伸直，逐渐减少帮助。

（3）在婴儿胸部下面垫1个小枕或楔形板，促使婴儿用手支撑。

5个月：向前腹爬几步

目的： 爬行可以锻炼四肢肌肉，移动身体、扩大活动范围，对智能发展和手脚协调动作非常有利。

方法：

1. 俯卧位，用手和腹部支持上身，用玩具逗引，吸引婴儿向前爬行。

2. 婴儿俯卧位，训练者用手掌抵住婴儿的两足，玩具逗引，当婴儿向后蹬足时可使婴儿向前移行。

3. 婴儿用手和腹部支持上身，两名训练者各扶住婴儿一侧的上臂和小腿，用玩具逗引，一人扶婴儿的右手向前，另一人扶婴儿的左腿向前移，使其学会手足协调地向前爬行。

注意事项： 腹爬的前提是手支撑。还不能用手支撑的婴儿可以先训练手支撑，然后再训练爬行。

6个月：前倾坐

目的： 坐位时眼睛的视野比卧位时开阔，双手的活动更多，是运动发育的一个新阶段。

方法：

1. 让婴儿坐在地上，双腿伸直，双手向前支撑，呈前倾坐姿势，用玩具吸引婴儿坐稳。

2. 婴儿能前倾坐时，在其前方放玩具，训练者可固定婴儿的一手，协助婴儿抬起

另一手去拿玩具，使婴儿能单手支撑前倾坐。

3. 在婴儿前方放一个皮球，让婴儿双手拿起皮球，逐步能直起后背坐稳。

注意事项：

1. 刚会坐的婴儿不能坐得过久，开始时可坐 5~10 分钟，逐步增加，一般每次不超过 10~20 分钟。

2. 坐位时下肢伸直，髋关节应屈曲 90°，头部要控制好。

8 个月：手膝爬行，能爬行钻过洞

目的： 手膝爬行能够更大地扩大婴儿的活动范围，也是训练婴儿空间、距离概念和身体平衡功能的方法。

方法：

1. 手膝爬位训练：婴儿俯卧位，保持手膝爬的姿势，玩具逗引爬行。可将小枕头垫在婴儿胸腹部，或用一条长毛巾从婴儿腹部下方绕过向上吊起婴儿的胸腹部来帮助。

2. 三点支撑训练：在婴儿保持手膝爬位的姿势时，用玩具在前面逗引，鼓励婴儿伸出一只手取抓玩具，使身体保持在三点支撑（两膝和一手支撑）位置。

3. 帮助爬行：一位训练者站在婴儿右侧，扶住婴儿的右前臂和右脚，另一位训练者扶住婴儿的左前臂和左脚，按照右手—左脚和左手—右脚前进的顺序，帮助婴儿练习手膝爬行。逐步减少帮助，鼓励婴儿自己爬。

4. 让婴儿从圆筒隧道的一端爬进，在隧道的另一端放置玩具逗引，引导婴幼儿爬过隧道。训练者可以在隧道两侧的圆孔中注意婴儿爬行的情况，并给以鼓励。

注意事项：

1. 保持正确的手膝爬姿势和手脚协调动作，及时纠正不正确的爬行姿势。

2. 婴幼儿能爬行后，训练者要随时注意安全保护，特别要防止从床上跌落。

10 个月：从跪到站

目的： 从跪到站是一种转变姿势的训练，可以促进婴儿运动功能的发育，是站立和行走的基础训练。

方法：

1. 先训练婴儿扶着栏杆从坐位转成跪位，待婴儿能够双手扶住栏杆双膝跪稳后，鼓励婴儿一只脚踏向前成半跪位，训练者用玩具或食物逗引，使婴儿逐步放开手，能独立单膝跪，保持身体的平衡。

2. 婴儿一手或双手扶住栏杆，单膝跪位，训练者用玩具或食物逗引婴儿由单膝跪位站起来。

3. 训练者用玩具或食物鼓励婴儿从跪位自行站起来。

注意事项： 婴儿由坐到双膝跪，到单膝跪，再到站立位，是运动发育的一个过程，在训练时可以分阶段进行，达到一个阶段再训练下一个阶段的内容，逐步地由坐位进步到站立位。

1岁：独走

目的： 独走使幼儿活动范围扩大，接触外界的内容更加丰富精彩。

方法：

1. 幼儿还未能放手自己走，可以让幼儿推小车或在两个训练者之间学走。

2. 幼儿靠墙站，训练者蹲在幼儿前面1~2米距离，鼓励幼儿独自走2~3步。

注意事项：

1. 不要利用学步车学走路。

2. 12~14个月学会独走都是正常的。

1岁5~6个月：跑步，并能慢慢停下来

目的： 训练幼儿的运动能力和平衡能力。

方法：

1. 训练者在幼儿面前慢慢地退后跑，引导幼儿跟着向前跑和停。

2. 训练者用肥皂水吹泡泡，鼓励和引导幼儿跑着去追肥皂泡。

3. 训练者可以用活动玩具引导幼儿追赶，也可以利用光线让幼儿去追赶自己的影子。然后能够扶住物体停下来，直至能够自己减慢速度，不扶物慢慢地停下来。

注意事项：

1. 幼儿头重脚轻，跑步时头向前伸，身体的重心在前面，跑步时容易跌倒。一旦摔跤摔痛了，就会害怕跑步，所以尽量做好保护，室内容易引起碰伤的物件要移开。对于轻轻的跌倒，幼儿是不会害怕的。

2. 幼儿跑步要停下来比较困难，先要训练扶物停下，然后学会减慢速度，慢慢地自己停下来。开始训练时，训练者可以扶住幼儿的手给予帮助，然后逐步减少帮助，让幼儿自己停下来。

1岁7~8个月：双足跳

目的： 锻炼幼儿的平衡能力和控制方向能力。

方法：

1. 训练者拉幼儿的双手与其对面站立，先示范双脚跳一次，然后与幼儿一同跳。进一步让幼儿自己单独双足跳，能够双足离地，跳起10厘米以上。

2. 训练者扶幼儿双手或一只手在蹦床上双足跳，可以提高幼儿学跳的兴趣。

3. 幼儿能在第一级台阶由训练者牵着双手跳下。

4. 在地上划两条线当作"小河"，鼓励幼儿跳过"河"或跳过地上的一个小方格。

注意事项： 在幼儿开始学跳时，尤其在跳高落地站立时，头部往往前倾，不易站稳。训练者应在幼儿前方保护，避免摔倒。

1岁9~10个月：过独木桥

目的： 控制身体的平衡和训练空间感知觉。

方法：

1. 在地上画间距10cm的两条线，训练者与幼儿一前一后，引导幼儿在两线之间走，不能踩线。然后鼓励幼儿独自在线中间走。

2. 用10cm宽的木板，两端垫上一块砖头，当作平衡木，让幼儿在上面行走。开始时训练者可扶着幼儿的一只手进行保护，逐步让其单独在平衡木上走。反复练习，至行走自如。

3. 在离地10cm高的平衡木上行走，鼓励幼儿展开双臂保持身体平衡。

注意事项：

1. 训练时注意安全保护。

2. 选择开阔的地方。

1岁11个月~2岁：跳跃过障碍

目的： 训练平衡觉和空间距离觉。

方法：

1. 训练者在地上放上6~8个纸剪成的脚印，左右两排，相距10~15cm，让幼儿踩着脚印走路。

2. 在地上平放6块砖或木块，每两块间距5~10cm，让幼儿练习在砖或木块上走，每步踏在一块砖上。训练者要在旁保护，防止幼儿磕碰在砖头上。

3. 在地上画边长为15~20cm的多个方格，训练者与幼儿玩跳方格游戏。

4. 在地上放一张16开的纸，鼓励幼儿用双足跳或单足跳的方式跳过去。

注意事项：

1. 注意幼儿跳跃时的安全保护。

2. 行走和跳跃要保持正确的姿势。

2岁1~3个月：跳远

目的： 训练跳跃和弹跳能力以及平衡能力。

方法：

1. 训练者与幼儿相对站立，训练者拉着幼儿的双手，鼓励幼儿向前跳跃。

2. 在幼儿面前的地上放一块20cm宽的泡沫板，鼓励幼儿跳过去。

注意事项：

1. 训练中注意安全保护。

2. 开始时可以用单足跨越跳，然后训练双足跳远。

|||||　第三节　0~3岁婴幼儿精细动作的发展特点与训练　|||||

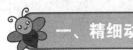 **一、精细动作的含义与内容**

精细动作，又叫小肌肉精细动作，是由小肌肉所组成的随意动作。一系列小肌肉运动构成了协调的小肌肉群运动技能。

精细动作主要是指手，尤其是手指的动作，以及手眼配合能力，由腕骨、掌骨、指骨和手部小肌肉群等共同完成的精细运动。如抓握、摇动、把弄、拇食指对捏、握笔、搭积木、穿扣眼、绘画、书写、折纸、用筷子等技能技巧。

 二、0~3岁婴幼儿精细动作发展的意义

手不仅是动作器官，更是智慧的来源。手的动作发展是智慧的重要标志之一。

精细动作是婴幼儿智能的重要组成部分，是神经系统发育的一个重要指标。早期精细运动技能发育与脑认知发育进程存在时间和空间的重合，早期精细运动技能的顺利发育和有效发展有利于早期脑结构和功能的成熟，进而促进认知系统的发展。

婴幼儿最初是用手来感知事物的属性和事物之间的关系的。婴幼儿精细动作的发展主要体现在手指、手掌、手腕等部位的活动能力。这是很复杂的手眼协调动作，受大脑的视觉中枢和手的运动中枢联合支配。待手部神经发育成熟、手指小肌肉成熟后，手眼协调活动才能正常进行。

0~3岁是精细动作发展极为迅速的时期。精细动作的发展顺序是从用满手抓握到用拇指与其他四指对握，再到用食指与拇指对握。这代表着婴幼儿大脑神经、骨骼肌肉、感觉统合的成熟程度。

俗话说，心灵才能手巧。手指的运动越精巧、越熟练就越能在大脑皮层上进行更多的练习，从而使大脑更聪明。因此，婴幼儿只有多动手，大脑才能发育快。

 三、0~3岁婴幼儿精细动作的发展

0~3岁婴幼儿精细动作的发育顺序（表2-2）。

表2-2　0~3岁婴幼儿精细动作发育顺序

年龄	精细动作
新生儿	紧握拳，触碰时能收缩； 可引出握持反射，持续2~3个月，主动握物动作出现时，此反射消失
1个月	双手常常握拳。物体碰到手时，握得更紧

年龄	精细动作
2个月	偶尔能张开手，给物体能拿住； 偶尔把手或手里的物体送到口中舔舔
3个月	用手摸物体，触到时偶尔能抓住； 手经常呈张开姿势，将哗啦棒放在手中，能握住数秒钟
4个月	仰卧清醒状态时，双手能凑到一起在眼前玩弄手指，称之为"注视手的动作"，此动作6个月以后消失； 常常去抓东西，但距离判断不准，手常常伸过了物体； 用整个手掌握持物体，手握哗啦棒的时间较以前长些，而且会摇晃，并用眼睛看手里的哗啦棒片刻，出现最初的手眼协调
5个月	物体碰到手时出现主动抓握动作，但动作不协调、不准确； 会玩衣服，把衣服拉到脸上； 能玩玩具并能较长时间抓握玩具； 往往双手去拿，把东西放到口中
6个月	迅速伸手抓面前的玩具，玩具掉下后会再抓起； 用全手抓积木，能握奶瓶，玩自己的脚； 准确拿取悬垂在胸前的物体； 会撕纸玩； 当手中拿着一块积木再看到另一块积木时，会扔掉手中的积木去接新的一块
7个月	可用拇指及另外两个手指捏物； 会用一只手去触物，能自己将饼干放入口中； 玩积木时可以将积木从一只手倒换到另一只手上（传递）； 手中有积木再给另一块积木时，能保留手中原有的一块不扔掉； 会模仿堆积木
8个月	桡侧手掌或桡侧手指抓握，用拇指和三指捏起桌上的小物体； 会用多种方法玩同一个玩具，如放入口中咬、敲打、摇晃等； 能将物体递给旁边的人，但还不知道怎样松手、怎样给； 喜欢从高椅或是小车上故意让物体掉下去
9个月	能将双手拿的物体对敲； 可用拇指和食指捏起小物体（大米花、葡萄干等）
10个月	用拇指与另一手指准确捏起0.6cm的串珠，很熟练； 可用手指触物，能扔掉手中的物品或主动将手中物品放下； 向幼儿索取玩具时，不松手
12个月	喜欢将物体扔到地上听响； 主动打开包积木的花纸； 能用拇指与食指捏较小的物体，单手抓2~3个小物品，会轻轻抛球； 会将物体放入容器中并拿出另一个； 全手握住笔在纸上留下笔道

续表

年龄	精细动作
15 个月	搭 2 块或 3 块积木（边长 2.5cm 的正方体）； 用匙取物； 全手握笔，自发乱画； 会打开盒盖（不是罗纹的）； 能倾斜瓶子倒出小物体，然后用手去捏
18 个月	搭 3~4 块积木，能几页几页地翻书； 用小线绳穿进大珠子或大扣子孔； 用匙外溢； 自发地从瓶中倒出小丸
21 个月	搭 4~5 块积木； 模仿画线条，但不像； 用双手端碗
24 个月	搭 6~7 块积木； 会转动门把手； 旋转圆盖子； 穿直径 1.2cm 的串珠； 正确用勺； 开始用手指握笔，模仿画垂直线； 能一页一页地翻书； 用匙稍外溢
27 个月	能模仿画直线，基本像； 会拆装简单的拼插玩具； 会脱鞋袜
30 个月	搭 8~9 块积木； 模仿画水平线和交叉线，基本像； 能较准确地把线绳穿入珠子孔，练习后每分钟可穿入约 20 个珠子； 会穿裤子、短裤和便鞋，解开衣扣； 一手端碗
36 个月	搭 9~10 块积木； 将珠子放入直径 5cm 的瓶中； 会折纸，折成正方形、长方形或三角形，边角整齐； 能模仿画圆形、十字形；能临摹"〇"和"十"字，基本像； 系纽扣； 向杯中倒水，控制流量

0~3 岁婴幼儿精细动作发育的关键年龄（表 2-3）。

表 2-3　0~3 岁婴幼儿精细动作发育的关键年龄

关键年龄	精细运动
5 个月	主动用手抓物
7 个月	可用拇指及另外两个手指握物，且可将积木在双手间传递
9 个月	拇指能与其他手指相对
12 个月	能用拇指与食指捏较小的物体
15 个月	搭 2~3 块积木，全手握笔，自发乱画
18 个月	搭 3~4 块积木，几页几页翻书，用小线绳穿进大珠子或大扣子孔
24 个月	搭 6~7 块积木，模仿画垂直线
30 个月	搭 8~9 块积木，模仿画水平线和交叉线，会穿裤子、短袜和便鞋，解开衣扣
36 个月	搭 9~10 块积木，能临摹"○"和"十"字； 会穿珠子、系纽扣、向杯中倒水

四、0~3 岁婴幼儿精细动作训练和游戏范例

（一）训练的内容

根据 0~3 岁婴幼儿精细动作技能发育的发展顺序，训练的内容：

0~6 个月：婴幼儿应多做抓、握动作训练；

6~12 个月：婴幼儿应多做敲打等动作训练；

1~2 岁：应围绕自己吃饭、穿衣、洗澡等日常生活行为进行训练；

2~3 岁：应多做组合玩具、拼图、画画等方面的训练。

（二）训练的原则

1. 敏感期原则

充分抓住婴幼儿抓握、拍、打、敲、扣、击打、控、画等动作发展的敏感期，使手的肌肉都得到锻炼。

2. 操作性原则

提供适当的操作玩具，注重婴幼儿双手的协同训练，加强左手的练习，使左右手协调配合活动，推动脑部的全面发展。

3. 递进性原则

游戏由简单到复杂，动作由易到难，训练的内容由少到多，同时实现做与玩的结合、动手与动口的结合、动手与动脑的结合、手与眼的协调。

（三）0~3岁婴幼儿精细动作练习的设施与玩具

1. 形状玩具

8个月大的婴儿已认识玩具、家具等多种用具。他们了解到有些物体是软绵绵的，有些是硬邦邦的，有些是有棱有角的，有些是圆滚滚的。面对积木，婴幼儿会开始运用两只手，他们知道两块积木相碰会发出响声，一个叠在另一个上面就会比单独一块积木高，而且可以用积木叠成多种不同的形状。这样能让婴幼儿展开很好的想象，手部的肌肉得到锻炼、发展。

2. 抓握玩具

可以发出声音、方便婴幼儿抓握的玩具。例如，响环很容易引起婴幼儿的注意，特别适合2~4个月的婴儿玩。

3. 镶嵌玩具

可以为婴幼儿提供镶嵌盒的玩具，但是成人需要为婴幼儿将形状对好，可以让婴幼儿在锻炼手部的时候认识各种不同的形状，特别适合1岁半到2岁的幼儿玩。

4. 透空玩具

可以为婴幼儿提供套环、套杯等透空玩具，可以单个的玩，也可以按照大小不同的顺序排列在一起，这对1~2岁幼儿来说是变化无穷的玩具。

5. 纸盒玩具

生活中废旧的、干净的纸盒，都可以收集起来，如纸巾盒、月饼盒、食品包装盒，让婴幼儿垒高、套叠等，或者进行一些小制作，发挥想象力和创造力。

6. 不同材质的玩具

可以为婴幼儿提供一些不同材质的玩具。婴幼儿根据玩具材质的不同会想象出不同的玩法，使得手部肌肉得到各种各样的锻炼，如毛绒玩具、塑料玩具、橡皮泥等。

7. 敲打玩具

利用响铃、拨浪鼓等能发出清脆声音的玩具。通过敲打、摇动等方式让婴幼儿的手部肌肉得到不同程度的锻炼，这可以帮助练习手腕的转动以及手眼协调的能力。

8. 日常生活用具

可以将婴幼儿经常使用的物品，如衣服、鞋子等作为他们敲打、游戏的玩具，可以让婴幼儿进行穿脱衣服、系鞋带、扣纽扣等练习。

（四）0~3岁婴幼儿精细动作训练应注意的事项

（1）婴幼儿早期的手部运动训练需要一定的量，才能使手部动作灵活自如。

（2）每一个婴幼儿精细动作发展会有不同的速度和活动方式，因此个性化练习方式是关键。

（3）婴幼儿的生活中充满各种各样的机会能够让婴幼儿锻炼他们的手部肌肉，而成人的任务就是去发现这些机会，并让婴幼儿充分利用这些机会，如开门、翻页、穿衣服、吃饭等。

（五）游戏范例

游戏名称：摞积木

适宜年龄： 18 个月

玩具准备： 选择大小不一的积木、小筐

目的： 培养幼儿手眼协调的能力。

方法：

1.和幼儿一起坐在桌子旁边，或者坐在地上，先把一块积木放好，然后教幼儿拿另一块积木放上。

2.在第 1 块积木上放上第 2 块积木，要幼儿照着放上，如有可能，可以一直放上去，一般 1 岁半可搭 5~6 块。

3.让幼儿把积木放进小筐，再取出来。

注意事项： 选择积木时要买环保积木，可先选稍大块的进行练习，再换边长为 2.5cm 的积木。

游戏名称：自制拖拉机

适宜年龄： 24 个月

物品准备： 一个鞋盒、一根绳子、其他小玩具

目的： 培养幼儿的想象力和动手能力。

方法：

1.训练者先告诉幼儿并示范给幼儿看做什么玩具，先在鞋盒一端打一个洞。

2.要幼儿在洞里绑一根绳子，并系好。

3.把玩具放在鞋盒内，拉着走。

注意事项： 打洞时要注意不要弄伤幼儿的手。

游戏名称：穿珠子

适宜年龄： 3 岁左右

物品准备： 绳子、珠子

目的： 训练幼儿两指捏物和审美的能力。

方法：

1.先训练幼儿穿大一点的木珠或塑料套管。

2.训练者协助幼儿成功穿 5~8 颗珠子并系好成圆圈。

3.用小一点的珠子让幼儿穿，并告诉幼儿可以穿成项链、手链，给自己、妈妈或者布娃娃带。

注意事项： 要告诉幼儿：珠子不能放进嘴巴、耳朵、鼻孔里面，训练者要时刻观察幼儿的情况。

思考与练习

一、简答题

1. 简述0~3岁婴幼儿动作发展规律。

2. 简述0~3岁婴幼儿大动作训练的原则。

3. 简述0~3岁婴幼儿精细动作训练的原则。

二、设计题

1. 在0~1岁、1~2岁、2~3岁的年龄段中分别选择一个月龄段，设计一个大动作指导活动方案。

2. 为一个正常的1~2岁宝宝设计精细动作游戏，包括游戏名称、游戏时间、次数、注意事项。

3. 设计一个促进2~3岁婴幼儿动作发展的家庭一对一（父母和孩子）的亲子游戏。

实 践 活 动

选择一名0~1岁的婴儿作为观察对象，分析该婴儿的大动作和精细动作的发展现状，提出相应的教育建议。

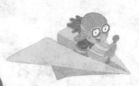

第三章

0~3 岁婴幼儿的科学喂养与生活护理

学习目标

1. 了解营养学的基础知识，熟悉各类营养素的生理功能及食物来源。
2. 了解婴幼儿喂养的三种方式，掌握 0~3 岁婴幼儿的科学喂养方法。
3. 了解婴幼儿二便的基本规律，掌握培养婴幼儿良好二便习惯的方法。
4. 了解婴幼儿睡眠的基本规律，掌握培养婴幼儿良好睡眠习惯的方法。
5. 掌握婴幼儿三浴锻炼的方法和技能。

第一节　0~3 岁婴幼儿的科学喂养

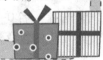

一、营养学的基础知识

　　人体为了维持生命和健康，满足生长发育、机体代谢、组织修补等生命活动需要，摄取、消化、吸收和利用食物养料的生物学过程称为营养。婴幼儿正处于生长发育极为旺盛的时期，合理的营养尤为重要。

　　营养的物质基础是食物，食物中所含的能维持生命和健康，并能促进生长发育的化学物质称为营养素。营养素一般分为六大类：蛋白质、脂类、糖类（碳水化合物）、维生素、无机盐（矿物质）和水。

　　为了满足婴幼儿生长发育的需要，每天必须通过膳食供给婴幼儿一定数量的各种营养素。这一数量称为每日膳食中的营养素供给量。供给量是在满足机体正常生理需要的基础上，参照饮食习惯和食物供应情况确定的最适宜的数量，一般比需要量充裕。需要量是维持身体正常生理功能所必需的最低的基本数量。低于这个数量，机体就不能保持健康。

（一）蛋白质

1. 生理功能

（1）构成和修补机体组织。

蛋白质是构成一切生命的物质，是机体细胞的重要组成部分，是人体组织更新和修补的主要原料。人体的皮肤、毛发、韧带、骨骼、大脑、血液等都由蛋白质参与组成。婴幼儿正值生长发育时期，要不断增加新的细胞、新的组织，就需要蛋白质作为原料。

（2）调节生理功能。

蛋白质是构成酶、激素、抗体等的基本原料。以上这些物质都参与调节机体的生理功能。例如，人体内的各种化学反应几乎都是在生物催化剂——酶的参与下进行的。迄今已知的酶有1000余种，正是由于各种酶的催化作用，新陈代谢才能沿着一定的途径正常进行。许多激素属于蛋白质，它们将人体的新陈代谢过程调节在正常范围内。抗体具有保护机体免受细菌和病毒侵害、提高机体免疫力的作用。

（3）供给能量。

蛋白质是产热营养素。每克蛋白质在人体内可产生4kcal（1kcal=4.184J）热能。一般情况下，人体每天所需要的热量中有10%~15%来源于蛋白质。蛋白质不是热能的主要来源，但当机体热能摄入不足时，体内蛋白质将作为人体热能的主要来源，这样既不经济也会影响蛋白质的利用。

2. 蛋白质的基本组成单位——氨基酸

无论哪种蛋白质，分解后的最终产物都是氨基酸。氨基酸是组成蛋白质的基本单位，共20多种。由几十个乃至几万个氨基酸"手拉手"地按一定顺序排起队来，就形成了形形色色的蛋白质。人必须从食物中摄取蛋白质，经过消化，分解为氨基酸，再组合成人体多种多样的蛋白质。

（1）必需氨基酸，是指人体需要但不能自行合成或合成的速度远不能适应机体需要，必须由食物中的蛋白质来提供的氨基酸。人体从食物中得到的必需氨基酸共有8种，分别为异亮氨酸、亮氨酸、赖氨酸、蛋氨酸、苯丙氨酸、苏氨酸、色氨酸和缬氨酸。另外，现在又发现组氨酸也为婴幼儿所必需。

（2）非必需氨基酸，是指人体内可以合成或可由别的氨基酸转化而成、在体内代谢过程中可由糖或脂肪转变而来、可不从食物中供给的氨基酸。非必需氨基酸并非不重要，只是人体可以合成或可由其他氨基酸转变而来。

蛋白质质量的高低，是由必需氨基酸的种类是否齐全、比例是否恰当，以及消化率的高低来决定的。一般来说，动物食品中的蛋白质所含的必需氨基酸种类比较齐全，比例比较适当，消化率也高于植物性食品，其蛋白质的营养价值比植物蛋白质高。

3. 食物来源和供给量

蛋白质的食物来源有两类，一类是动物性食物，如瘦肉（畜肉、禽肉）、鱼、奶、蛋等；另一类是植物性食物，如谷类、豆类和硬果类等。其中，以动物性食物的蛋白质与豆类（大豆）蛋白质所含的必需氨基酸比较齐全，因而被称为优质蛋白质。

婴幼儿生长发育旺盛，要求蛋白质的供给量相对比成人多。为了满足机体生长的需要，每日摄取的蛋白质最好有一半是优质蛋白质。

婴幼儿如果长期蛋白质摄入不足，就会造成生长发育迟缓，体重过轻，抵抗力降低，严重时可导致营养不良性水肿，病后恢复慢，甚至有智力障碍。若摄入过量，则会引起便秘、肠胃病，增加肾脏负担。

（二）脂类

脂类是脂肪和类脂的总称。脂肪氧化是体内产热的主要形式之一，1g 脂肪氧化可产生 9kcal 热能，是产热最高的营养素。

1. 生理功能

（1）脂肪是组成人体的重要成分。

它是神经组织、脑、心、肝、肾等组织的组成物质，特别是脑和神经组织都含有磷脂，是合成髓鞘的要素。磷脂还能促进体内胆固醇的运转，对降低体内胆固醇有良好作用。机体储备的脂肪一方面在需要时可被启用，参加脂肪代谢并供给热能，同时还能保持体温、保护内脏、保护血管和神经。

（2）储存热能。

人体自身能量的储存形式为脂肪。因为脂肪的产热量大，所占空间小，可在皮下、腹腔等处储存。人在饥饿时首先动用体脂，以避免消耗蛋白质。

（3）促进脂溶性维生素的吸收。

脂肪是良好的溶剂，维生素 A、D、E、K 等不溶于水而溶于脂肪。膳食中有适量脂肪存在，有利于脂溶性维生素的吸收。

（4）脂肪有保暖和保护作用。

脂肪层如同软垫，可以保护和固定器官，使器官免受撞击和震动的损伤。另外，脂肪不易导热，皮肤下及肠系膜储存的脂肪，除对器官有保护作用外，还能使热能缓慢释放，起保暖作用。

（5）增进食欲。

在烹调食物时，添加脂肪类食物，可增加食物的色香味，促进食欲。此外，脂肪在消化道内停留的时间较长，能延迟胃的排空，增加饱腹感，不易感到饥饿。

（6）提供必需脂肪酸。

必需脂肪酸不能在人体内合成，必须由食物脂肪供给，如亚油酸、亚麻酸等。

必需脂肪酸有以下一些生理功能：

①为婴幼儿生长发育所必需。膳食缺乏亚油酸可致生长发育迟缓，可损伤发育中的中枢神经系统。

②维护皮肤的屏障功能。缺乏时，皮肤干燥、脱屑、变厚，毛发稀疏，由于皮肤通透性增加，易被病原体侵入而发生感染。

③有减少血栓形成的作用。

④有降低血浆胆固醇及甘油三酯的作用。胆固醇和甘油三酯与动脉硬化的形成有密切的关系。必需脂肪酸在植物油中含量较高，在动物脂肪中含量较少。

2. 脂类的组成

脂肪是由甘油和脂肪酸组成。它的分子组成主要有碳、氢、氧 3 种元素。

脂肪酸有多种，即饱和脂肪酸和不饱和脂肪酸。饱和脂肪酸可使血胆固醇增高，导致动脉硬化；不饱和脂肪酸可降低血胆固醇含量。在脂肪中，如果以不饱和脂肪酸为主，那么在室温中呈液体状态，如各种植物油；如果以饱和脂肪酸为主，那么在室温中呈固体状态，如动物脂肪。

动物性油脂，如猪油、牛油、羊油、奶油，含饱和脂肪酸多。植物油，如芝麻油、豆油、花生油、菜籽油、玉米油、葵花籽油，含不饱和脂肪酸多，但椰子油例外，这种油含饱和脂肪酸多。

为预防动脉硬化，应多选用植物油。

3. 食物来源及供给量

必需脂肪酸的最好来源是植物油类。一般认为在婴幼儿膳食中，脂肪提供的热能应占总热能的 35% 左右，必需脂肪酸每日至少需要 8g 左右。

婴幼儿每日膳食中脂肪的推荐摄入量见表 3-1。

表 3-1　婴幼儿每日膳食中脂肪的推荐摄入量（占总热能的百分比）

年龄 / 岁	脂肪 /%	年龄 / 岁	脂肪 /%
0~0.5	45~50	1~6	30~35
0.5~1	35~40	7+	25~30

若脂肪供应量太少，婴幼儿会体重下降、皮肤干燥，并可能出现脂溶性维生素缺乏症的症状。若脂肪供给太多，可导致肥胖症。

（三）糖类（碳水化合物）

糖类由碳、氢、氧三元素组成，因为所含氢和氧的比例与水相同，故又名碳水化合物。

1. 生理功能

（1）提供热能。

糖类是人体内最主要的供能物质，1g 糖类氧化后可产生 4kcal 热量。富含糖类的食物资源丰富，价格低廉，能迅速释放和供给热能，满足肌肉、心脏、神经系统活动的需要，是人体最经济、最主要的热能来源。在我国，膳食中 60%~70% 的能量来自糖类。

（2）构成细胞和人体。

糖蛋白是细胞膜的成分之一，粘蛋白是结缔组织的重要成分，核糖和脱氧核糖参与核酸的形成。

（3）合成糖原。

吸收入血的糖叫血糖，血糖经过血液循环，供给各个器官使用。若有多余，则以肝糖原和肌糖原的形式贮存于肝脏和肌肉中。肝糖原可加强肝脏的解毒功能。

（4）促进消化与排泄。

糖类中的膳食纤维，包括纤维素和果胶等，不能被人体吸收，但纤维素和果胶有促进肠道蠕动、增加大便量、加快肠道排泄的功能，从而减少肠道对脂肪、胆固醇等物质的吸收，起到预防结肠炎、结肠癌的作用，而且对控制肥胖也有一定作用。

2. 糖类的组成

根据糖类的分子结构，可分为：单糖、双糖和多糖。

（1）单糖。单糖分子结构简单，人体可直接吸收利用。单糖主要有葡萄糖和果糖。葡萄糖是单糖中最重要的一种，广泛分布于动植物中。人体获得的葡萄糖主要由淀粉水解而来，也可由蔗糖、乳糖水解而来。果糖多存在于蜂蜜和水果中。

（2）双糖。双糖有蔗糖、麦芽糖和乳糖等。双糖必须分解为单糖后才能被人体消化吸收。乳糖主要存在于乳汁中，是婴幼儿的主要供能物质。蔗糖主要存在于植物性食物中，食糖的主要成分是蔗糖。麦芽糖主要来自淀粉水解。

（3）多糖。多糖主要有淀粉、纤维素和果胶等。淀粉在谷类、豆类、薯类及蔬菜和水果中含量丰富，可以被人体消化吸收，是人体热能的主要来源。膳食纤维主要包括纤维素和果胶，不能被人体消化吸收，主要来源于植物性食物。

3. 食物来源及供给量

糖类主要来自于植物性食物中的谷类（如稻米、玉米、小麦）和根茎类（如土豆、红薯、山药）。这两类食物中含有大量的淀粉和少量单糖或双糖；其次来源于各种食糖，如蔗糖、麦芽糖；蔬菜水果除含少量单糖外，是纤维素和果胶的主要来源。

婴幼儿所需糖类的供给量比成人相对要多。1 岁以内的婴儿每千克体重大约需要 12 克糖类，2 岁以上的幼儿每千克体重大约需要 10 克糖类，占总热量的 55%~60%。

膳食中糖的供应过多，会促使婴幼儿发生龋齿、肥胖等。若摄入糖过量，而蛋白质供给不足，会使脂肪积存较多，从而影响肌肉的正常发育，出现虚胖。若供应不足，可增加体内蛋白质消耗，减轻体重，甚至发生营养不良症。

（四）维生素

维生素是维持人体健康所必需的一类有机化合物，它既不是构成身体组织的原料，也不供应热能，一般不能在体内合成，它存在于食物中，只需极少量就可满足需要。

根据维生素的溶解性质，可将其分为水溶性维生素和脂溶性维生素两大类。水溶性维生素包括维生素 B 族、维生素 C 及维生素 PP。水溶性维生素易溶于水，若在食物的洗涤、加工、烹调过程中处理不当，会随水流失。脂溶性维生素包括维生素 A、维生素 D、维生素 E、维生素 K 等。脂溶性维生素溶于脂肪，不溶于水，因此维生素在食物中常常与脂类混在一起，在吸收过程中也与脂类相伴而行。

婴幼儿容易缺乏的维生素有六种，分别是维生素 A、维生素 D、维生素 E、维生素 B_1、维生素 B_2、维生素 C。

1. 维生素 A

（1）生理功能。

维生素 A 与正常视觉有密切关系，缺乏时就会使视网膜内杆状细胞的功能降低，对暗光的反应差，暗适应能力低下，产生夜盲症。维生素 A 还能促进儿童的生长发育，维持上皮（皮肤、黏膜、角膜）细胞的正常功能。缺乏维生素 A 时，皮肤粗糙，眼球干燥，机体抵抗力下降。

（2）食物来源。

维生素 A 主要来自于动物性食品，如各种动物的肝、蛋黄、乳类、鱼类等。在植物性食品中，深绿色、红色、黄色的蔬菜水果含有较多的胡萝卜素，如菠菜、豌豆苗、辣椒、胡萝卜、红心甜薯、杏、柿子等。另外，鱼肝油中含有丰富的维生素A。

（3）供给量。

根据中国营养学会的建议，婴幼儿每日膳食中维生素A的供给量为：0~1岁为0.4mg，1~4岁为0.5mg，4~7岁为0.6mg。维生素A摄入过多可致中毒，通常是家长给儿童服用过多浓缩鱼肝油或维生素A制剂所致，表现为食欲减退、厌食、烦躁、呕吐、前囟隆起、过度兴奋、四肢疼痛、头发稀疏等。

2. 维生素D

（1）生理功能。

维生素D不仅能促进钙和磷在肠道的吸收，还作用于骨骼组织，使钙和磷最终成为骨质的基本结构，从而使骨骼和牙齿得到正常发育。维生素D还能维持神经、肌肉的正常兴奋性。当维生素D缺乏时，婴幼儿可能发生佝偻病或手足搐搦症。

（2）食物来源。

动物肝脏、鱼肝油、禽蛋类含维生素D丰富；奶类含量不高，吃奶的婴幼儿需要补充适量的鱼肝油。晒太阳是获取维生素D最方便、最经济的途径。经阳光中紫外线的照射，皮肤中的7-脱氢胆固醇可转化为维生素D，这是人体获取维生素D的主要方式。

（3）供给量。

婴幼儿每日大约需要维生素D0.01mg。如摄入或注射过量，会引起维生素D中毒，表现为厌食、恶心、呕吐、腹泻、头痛、嗜睡等。

3. 维生素E

（1）生理功能。

维生素E的抗氧化作用可保护细胞膜的稳定性，具有防止细胞老化及被破坏的作用。维生素E还和性器官成熟及胚胎发育有关。新生儿、早产儿缺乏维生素E，会产生红细胞溶血性贫血。

（2）食物来源。

维生素E存在于植物胚芽油，如花生油、玉米油中，绿色蔬菜和豆类中含量也比较多。母乳含量较牛乳多6倍，初乳为成熟乳的3倍。

（3）供给量。

新生儿，尤其是早产儿，对维生素E需求量大。0~1岁婴儿每天需3~4mg，1~3岁幼儿每天需4mg，4~6岁儿童每天需6mg。正常情况下，一般不会发生维生素E缺乏。

4. 维生素B₁

（1）生理功能。

参与糖的代谢，调节神经组织和心脏功能，促进生长发育。对增进食欲也都有重要作用。缺乏维生素B₁会导致脚气病（但人们常说的"脚气"是指霉菌所致的脚癣，与维生素B₁缺乏症无关）。患脚气病最初的症状是疲乏、腿脚无力、食而无味，病情进一步发展，会出现肢体麻木、水肿、肌肉萎缩、感觉迟钝，严重缺乏时会因心力衰竭而死亡。若乳母饮食中缺乏维生素B₁，婴儿亦可患脚气病，表现的特点是：烦躁不安或嗜睡，眼睑下垂，哭声嘶哑或失音，吮奶无力。因颈肌和四肢肌肉无力，致头颈后仰，手不能抓握，严重者可能昏迷、抽风，若不及时抢救可能迅速死亡。

（2）食物来源。

维生素 B_1 广泛分布于天然食品中。含量丰富的有肉类、动物内脏、蛋类、豆类、酵母等。另外，粗粮、糙米、麸面和硬果类维生素 B_1 含量也很丰富。粮谷类是主食，也是维生素 B_1 的主要来源。在麸皮和糠中，维生素 B_1 的含量很高，但在加工过程中损失较多。因此，未精细加工的粮谷及杂粮中的维生素 B_1 含量较高，加工越细，维生素 B_1 的含量越低。

（3）供给量。

根据中国营养学会的建议，婴幼儿每日膳食中维生素 B_1 的需要量为：6 个月前 0.2mg，6 个月 ~1 岁 0.3mg，1~4 岁 0.6mg，4~7 岁 0.7mg。

5. 维生素 B_2

（1）生理功能。

维生素 B_2 是酶的重要组成部分。它参与细胞的氧化还原反应，参与蛋白质、脂肪、糖的代谢，维持正常视觉功能，促进生长发育。缺乏维生素 B_2 会引起物质代谢的紊乱，出现口角炎、口腔黏膜溃疡、舌炎、唇炎、角膜炎、面部脂溢性皮炎及阴囊炎等。

（2）食物来源。

维生素 B_2 的主要来源是各种动物性食品，特别是动物的内脏和肉、蛋类和乳类，其次为杏仁、豆类和新鲜蔬菜等。

（3）供给量。

中国营养学会推荐婴幼儿每日维生素 B_2 的供给量为：6 个月前 0.4mg，6 个月 ~1 岁 0.5mg，1~4 岁 0.6mg，4~7 岁 0.7mg。

6. 维生素 C

（1）生理功能。

维生素 C 是新陈代谢中不可缺少的物质，能促进胶原蛋白的形成；增进组织生长，促使伤口愈合、止血；维持血管、肌肉、骨、牙齿的正常功能，增强身体的抵抗能力。缺乏维生素 C 会导致坏血病，可引起皮下出血（出现瘀斑）、牙龈出血等多处出血外，还可能引起骨膜下出血，以致肢体在出血局部疼痛、肿胀。

（2）食物来源。

维生素 C 主要来源于新鲜的蔬菜和水果中，绿色蔬菜、番茄和酸味水果中含量较为丰富。某些野果，如酸枣、猕猴桃等维生素 C 含量也很丰富。不能生吃的蔬菜，其维生素 C 保存量与烹调方法有很大关系。维生素 C 极易氧化，易被碱、铜、热破坏，在烹调中容易损失，但在酸性环境中相对稳定不容易被破坏，且易被人体吸收和利用。

（3）供给量。

中国营养学会推荐婴幼儿每日维生素 C 的供给量为：6 个月前 40mg，6 个月 ~1 岁 50mg，1~4 岁 60mg，4~7 岁 70mg。

（五）无机盐（矿物质）

无机盐存在于机体的各种元素中，除碳、氢、氧和氮主要以有机化合物形式出现外，还有铁、钙、磷等各种元素统称为无机盐。虽然不提供热能，但却是构成机体组织的重要成分，能够调节生理功能。其中含量较多且与人体关系最密切的有钙、磷、镁、钠、钾、氯、硫7种被称为"常量元素"或"宏量元素"。其他一些含量甚微的元素，被称为微量元素，它们在人体内存在数量很少，但对人体也是十分重要的，故称为微量元素。微量元素是指含量少于体重0.01%的元素。目前已知有14种微量元素是人体所必需的，如铁、锌、碘、氟、铜、锰、铬、硒、钴、钼和镍等。

婴幼儿较易缺乏的无机盐主要有钙、铁、锌、碘4种。

1.钙

（1）生理功能。

钙是构成人体骨骼和牙齿的主要成分，人体中99%的钙都存在于骨骼、牙齿之中，缺乏可导致佝偻病；骨骼以外的钙虽然仅占1%左右，但在体内有着调节神经兴奋性、促使血液凝固等重要作用。若血浆中钙离子明显下降，则神经、肌肉兴奋性增强，会引起手足搐搦症。

（2）食物来源。

含钙丰富的食物中，以牛奶为最佳。牛奶不仅含钙量高，而且牛奶中的钙极易被人体吸收利用。海产品中的虾皮、小鱼干、紫菜、海带等均是富含钙的食物。豆类及豆制品也是膳食中钙的主要来源。另外，绿叶蔬菜，如小白菜、油菜、芹菜等含钙量也较高。

（3）供给量。

根据中国营养学会的建议，婴幼儿每日钙的供应量为：6个月前300mg，6个月~1岁400mg，1~4岁600mg，4~7岁800mg。

2.铁

（1）生理功能。

铁是人体必需的微量元素中含量最多的一种元素。它是合成血红蛋白的重要原料，参与氧的转运、交换和组织呼吸过程。饮食中摄入的铁不足，可致缺铁性贫血。

（2）食物来源。

根据铁的吸收率，可以分为血红素铁和非血红素铁。食物中以动物的肝脏、血和瘦肉的含铁量较多，称为血红素铁（亚铁），动物性食物中的铁，因与血红蛋白、肌红蛋白结合，可被肠黏膜直接吸收，因此动物性食物中的铁吸收利用率高。例如肉、鱼、禽类所含的铁吸收率达11%~22%。植物食物中的谷类、豆类、水果、蔬菜，海带、黑木耳等含铁虽然多，但皆为非血红素铁，吸收率不太高。

（3）供给量。

铁在体内可被反复利用，排出体外的铁数量很少。中国营养学会推荐，每日膳食中铁的供应量为：1岁前为0.8mg，1~7岁10mg。特别要提出的是，乳类含铁极少，每100ml乳类含铁仅0.1~0.2mg。

3.锌

（1）生理功能。

锌参与体内多种酶的合成，又是多种酶的激活剂；具有促进细胞分裂，促进生长发育的作用；参与糖、脂肪和蛋白质的代谢。缺锌表现为食欲不振，味觉、嗅觉减退，口味异常、偏食，生长发育迟缓，性腺发育不良，体虚多汗，皮肤粗糙，伤口不易愈合，大脑发

育不良和智力低下等症状。严重者会导致异嗜癖。

（2）食物来源。

锌的食物来源主要是动物性食品，如肉类、鱼类、内脏（肝、肾）、奶、蛋、海产品（虾、蚌、牡蛎）等，尤以瘦肉、鱼及牡蛎含锌量较高，蔬菜、面粉、水果中含锌较少。

（3）供给量。

根据中国营养学会的推荐，婴幼儿每日膳食中锌的供应量为：6个月前1.5mg，6个月~1岁8mg，1~4岁9mg，4~7岁12mg。

4.碘

（1）生理功能。

碘是构成甲状腺素的重要成分，能调节热能代谢。碘缺乏会引起甲状腺功能不足，严重者导致呆小症。

（2）食物来源。

海生动植物中含碘量较丰富，如海带、紫菜、海鱼等。缺碘地区应供应加碘食盐。

（3）供给量。

根据中国营养学会推荐，婴幼儿每日膳食中碘的供应量为：4岁前0.05mg，4~7岁0.09mg。

（六）水

1.生理功能

（1）构成机体的主要成分。水是人体组织、体液的主要成分，在体内含量最高，是维持人体正常活动的重要物质。机体丢失20%的水就不能维持生命，因此人体内应不断补充水分。人体内水的比例随着年龄增长而减少，新生儿约占80%，婴儿约占70%，幼儿约占65%，成人约占60%。

（2）参与机体代谢。水是机体物质代谢所必不可少的溶液媒介。机体内一切化学反应都必须有水参加。营养物质的消化、吸收、运输，代谢废物的排泄，都需要借助水才能完成。

（3）调节体温。人体在新陈代谢过程中会产生大量的热能，水吸收这些热量，通过血液循环，将体内代谢产生的热能运送到体表散发，保持体温的相对恒定。

（4）润滑作用。水使体内摩擦部位润滑，减少损伤，如眼泪、唾液、关节滑液、胸膜和腹膜的浆液、呼吸道和胃肠道黏液，都有良好的润滑作用。

2.水的来源

人体内水的来源有3类，即饮用水、食物水、代谢水。人们每天补充的水量有60%~70%来自一日三餐，其余的靠饮用水获得。理想的饮用水是白开水，尽量不选用矿泉水、纯净水、井水、雨水、果汁及饮料。

3.供给量

年龄越小，水的需要量相对越多。婴幼儿新陈代谢旺盛，体表面积相对较大，水分蒸发多，所以对水的需要量较多。此外，水的需要量与婴幼儿的活动量、气温和食物的种类有关。活动量大、气温高、多食蛋白质和无机盐时，水的需要量就会增加。若按每公斤体重计算，婴幼儿每日水的需要量为：0~1岁 120~160ml/kg，1~3岁 100~140ml/kg，4~6岁 90~110ml/kg。如饮水不足，会造成体内物质代谢紊乱，水盐代谢失衡。

（七）热能

热能不是一种营养素。热能是指食物中的糖类、蛋白质、脂肪等进入人体后经氧化分解所放出的能量。营养学中惯用的能量单位是千卡（kcal），国际上通用的热能单位是焦耳（J）或千焦（kJ）。机体的各种生理活动都需要消耗热能。

1. 热能的来源

营养素中只有糖类、蛋白质、脂肪经氧化后产生热能。经测定，1g糖类产生 4kcal 的热能，1g蛋白质产生 4kcal 的热能，1g脂肪产生 9kcal 的热能。

婴幼儿正处在生长发育阶段，所需要的热能比成人相对要多，如果热能供应不足则会因营养不良而造成生长发育迟缓、机体抵抗力下降；反之，如果供应过多，则多余的能量会转变成脂肪储存起来，可能导致肥胖症。根据中国居民膳食热能的参考摄入量，婴幼儿膳食中热能的参考摄入量见表 3-2。

表 3-2　婴幼儿每日膳食中热能的参考摄入量

年龄/岁	男孩/kcal	女孩/kcal	年龄/岁	男孩/kcal	女孩/kcal
0~0.5	120/kg 体重		1~2	1150	1100
0.5~1	110/kg 体重		2~3	1250	1200

2. 热能的消耗

婴幼儿的消耗主要包括以下几个方面：

（1）基础代谢。人体在清醒、静卧、空腹的状态下，在适宜的气温（18℃~25℃）环境中维持基本生命活动时所需要的热能称为基础代谢。这些能量的消耗主要用于维持体温、肌肉张力、呼吸、循环及腺体活动等最基本的生理机能。这种维持生命活动最基本的能量，因性别、年龄、气候、体表面积（从身高和体重推算）及各种内分泌腺的功能状况而有所差异。

（2）生长发育。婴幼儿正值生长发育旺盛时期，生长所需要的热能与生长的速度成正比。这部分热能消耗为儿童、少年所特有。婴幼儿生长迅速，生长所需要热能占总热能的25%~30%，以后逐渐减少，到青春期又再度增多。

（3）活动的消耗。婴幼儿活动时都需消耗一定的能量，活动量的大小、活动时间的长短及动作的熟练程度决定了热能消耗的多少。一般来说，婴儿不能下地行走，活动消耗的能量较少，随着年龄的增长，活动量增大，这部分的消耗相应也会增加。

（4）食物的特殊动力作用。机体由于摄取食物而引起体内热能消耗增加的现象，即食物的特殊动力作用。摄取普通混合膳食时，食物的特殊动力作用约为人体每日基础代谢的10%。

（5）排便的损失。摄入的部分食物未被吸收而随粪便排出，排便所损失的热能通常相当于基础代谢热能的10%。

了解掌握了营养学的基础知识之后，我们还要对婴幼儿进行科学的喂养。婴幼儿喂养的主食是乳类。婴幼儿的喂养方式包括：母乳喂养、人工喂养和混合喂养三种方式。

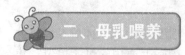

（一）人乳成分

1. 哺乳期母乳成分的变化

人乳的成分因产后的时期和取乳的部分不同而有较大的差异（表3–3）。从分娩当日到产后第 5 天期间的乳汁为初乳，第 5~14 天为过渡乳，第 14 天以后为成熟乳，10 个月以后为晚乳。人乳中的脂肪、水溶性维生素、维生素 A、铁等营养元素与乳母饮食有关。

表 3–3　哺乳期人乳的成分　　　　　单位: g/l

成分	初乳	过渡乳	成熟乳	晚乳
蛋白质	22.5	15.6	11.5	10.7
脂肪	28.5	43.7	32.6	31.6
糖类	75.9	77.4	75.0	74.7
钙	0.33	0.29	0.35	0.28
磷	0.18	0.18	0.15	0.13

（引自：古桂雄，戴耀华. 儿童保健学［M］. 北京：清华大学出版社，2011.）

初乳色黄、量少、浓度高，每日量为 15~45 ml。相对过渡乳、成熟乳和晚乳来说，人初乳含脂肪较少，蛋白质较多（主要为免疫球蛋白 A 和乳铁蛋白），保护婴儿，防止感染和过敏；富含白细胞，可抵抗感染，并为婴儿提供出生后很多疾病的初次免疫；具有一定的导泻作用，促使胎粪排出，利于减轻新生儿黄疸，富含生长因子，有助于婴幼儿肠腔发育，预防婴幼儿发生过敏或不耐受；含有较丰富的维生素 A 和维生素 E 以及微量元素锌。

过渡乳含脂肪最高，蛋白质与矿物质比初乳少。成熟乳中含蛋白质 1.1%，脂肪 3.8%，糖类 7.0%，矿物质 0.2%，且以钙为主要成分，钾、钠、磷、锰等依次减少。

人乳含铁量极少，每 1000 ml 乳汁仅含铁 1.5~2.0 mg，不及时添加辅食容易发生贫血。人乳内各种维生素的含量与乳母膳食中摄入的维生素密切相关。

2. 哺乳过程中乳汁的成分变化

每次分泌的乳汁，依出乳的先后，其成分也有不同（表3–4）。前奶（Ⅰ）是在一次哺乳过程中先产生的乳汁，脂肪含量低而蛋白质含量高；以后挤出的乳汁（Ⅱ）脂肪含量越来越高，蛋白质含量越来越低；而在一次哺乳过程中最后产生的乳汁，称为后奶（Ⅲ），其脂肪含量是前奶的 3~4 倍。

表 3-4 人乳各部分蛋白质和脂肪成分变化

成分	含量 /（g/l）		
	I	II	III
蛋白质	11.8	9.4	7.1
脂肪	17.1	27.7	55.1

（引自：黎海芪，毛萌. 儿童保健学［M］. 北京：人民卫生出版社，2010.）

后奶含的脂肪较多，外观比前奶白。母乳的大部分能量由这些脂肪提供。每次婴幼儿喂奶时间不能太短，应该让婴幼儿持续吸吮，直至得到所需的全部奶量。

前奶外观比后奶颜色略淡，量很大，提供了丰富的蛋白质、乳糖和其他营养素。婴幼儿摄入大量前奶，得到了所需的全部水分。婴儿出生 6 个月内，即使在炎热的天气里，也不必喝水和其他饮料，婴幼儿喝水解渴后摄乳量会减少。

3. 乳量

正常乳母产后 6 个月内平均每天泌乳量随时间而逐渐增加，成熟乳量可达 1000 ml。新生儿出生后第 1 天、第 2 天，母乳摄入量较少，但乳汁分泌量大于新生儿的摄入需要，决定母乳摄入量的是婴幼儿的摄入需要，而不是母亲的乳汁分泌能力。一般来说，产后 6 个月后乳母的分泌乳量与乳汁的营养成分逐渐下降。

（二）母乳喂养的优点

1. 母乳营养均衡

母乳是婴幼儿最好的天然食物，含有多种营养成分，既是适应婴幼儿生长发育的营养素的主要来源，又可促进机体免疫功能和胃肠道功能，对婴幼儿的健康生长有不可替代的作用。一个健康的母亲可提供足月儿正常生长到 6 个月所需要的营养素、能量、液体量，不需要其他食物或液体。因此，母乳喂养是婴幼儿从胎内完全依赖母亲摄取营养和断乳后完全独立生活的一种过渡营养方式。

（1）母乳中钙、磷比例适宜，吸收、利用率高，有利于婴幼儿牙齿和骨骼的发育。

（2）母乳中蛋白质和脂肪颗粒小，容易消化。

（3）母乳中所含的乳糖多于其他乳类。

（4）母乳中的维生素 C 和维生素 B_1 等因直接喂哺而未被破坏。

2. 母乳促进婴幼儿免疫功能的成熟，提高婴幼儿抗病能力

（1）初乳中含有多种抗病物质和抑制细菌繁殖的溶菌酶，对新生儿起着保护作用。

（2）健康母亲所分泌的乳汁，干净无菌，喂哺简便，不受环境中病菌的污染。

（3）母乳喂养的婴幼儿较少发生过敏现象。

3. 母乳中的成分有利于婴幼儿大脑的发育

母乳中含有的牛磺酸和乳糖共同作用，可促进脑细胞发育。

4. 增进母婴感情

哺乳时，母婴肌肤相及，婴幼儿充分享受母体的温暖和爱抚，有利于心理健康。

5. 有助于母体复原，减少某些疾病的发生

（1）因婴幼儿吸吮乳汁而分泌的催产素能引起母体子宫收缩，有利于恶露排出，促进子宫复原。

（2）哺乳的母亲日后患乳腺癌及卵巢肿瘤的可能性降低。

（3）哺乳可消耗乳母多余的脂肪，有利于身材健美。

（三）哺乳的正确方法

母亲在喂奶之前，先给婴幼儿换上干净尿布；然后用肥皂及流动水清洗双手，并用温开水浸湿软布清洗乳头，产后2~3小时，乳母可取半卧位，或者坐于椅子，哺乳一侧稍垫高，一般不要平卧喂奶，以免婴儿呛吐。喂哺时将婴幼儿抱于半坐位，脸向母亲，头靠于哺乳乳房一侧上臂，另一手拇指在上，其他手指在下，托住乳房，将乳头及大部分乳晕送入婴幼儿口中，使婴幼儿含住乳头及乳晕，便于吸吮，而又不堵住鼻孔呼吸。依次将两乳房轮流排空。喂奶时间以婴幼儿吃饱为度，一般不超过20分钟，大多数婴幼儿吃饱后就能安静入睡。母亲注意将婴幼儿直抱，头依母肩，手拍背部，排出吸奶时吸入的空气，以防溢奶。然后将婴幼儿右侧卧，头略垫高，防止吐奶。

喂奶期间，乳母或母亲不可过劳，生活有规律，心情愉快，睡眠充足及有足够的营养和水分。母亲多吃蔬菜、蛋类和豆类，尽可能少用或不用药物，以免影响婴幼儿。母亲患活动性肺结核、肝炎、严重的心肾等疾病的避免用母乳喂养，应该选择人工喂养。

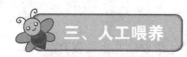

三、人工喂养

因各种原因不能用母乳喂养婴幼儿，而用牛奶、羊奶或其他代乳品等喂哺婴幼儿，称为人工喂养。常用代乳品除牛乳、羊乳外，还有配方乳粉、奶糕、米粉糊等。但因兽乳所含营养不适合人类的婴幼儿（表3-5），故一般人工喂养和婴幼儿断离母乳应首选配方奶。

表3-5 人乳营养成分与其他乳类比较

乳类/100 ml	能量/kJ	蛋白质/g	钙/mg	磷/mg	铁/mg	钠/mg
人乳	293	1.0	32	14	0.3	8
牛乳	268	4.9	120	95	微量	51
牛乳配方奶	280	1.5	42~51	28~39	1.2	15~20
大豆配方奶	280	1.8~2.1	60~71	42~51	1.2	20~30

（一）配方奶喂养

绝大多数婴幼儿配方奶都是在牛奶的基础上，模拟母乳而改变各种营养素配制形成。如在蛋白质方面，降低蛋白质的总量，以便减轻肾脏负荷；调整蛋白质构成，满足婴幼儿需要并利于消化；增加婴幼儿需要的牛磺酸和肉碱。在脂肪方面，脱去部分或全部饱和脂肪的奶油，代之以富含不饱和脂肪的植物油，并调配其脂肪酸的构成和比例，使之接近母乳，以满足婴幼儿对脂肪酸的需要。在其他营养素方面，降低矿物质总量，调整钙磷比

例，并增加铁、锌、维生素 A 和维生素 D 含量。

配方奶喂哺婴幼儿时，应特别注意选用适宜的奶嘴和奶瓶，奶液温度适当，奶瓶清洁，喂哺时奶瓶的位置合适，同时奶液应即冲即食，不宜用微波炉热奶，以避免奶液受热不均匀或过烫。另外，米粉加入奶液不利于婴幼儿学习吞咽。

规范的奶粉冲调方法对于保证婴幼儿营养摄入来说至关重要。一般市售的配方奶配备统一规格的小勺。如盛 4.4g 奶粉的专用小勺，1 平勺宜加入 30ml 温开水。具体的奶粉与水的配比应严格按照配方奶的冲调要求进行。值得注意的是，1 平勺为自然舀后刮平，若摇或磕"平"会使奶粉量增加，冲调后奶液浓度会增加。

（二）牛乳的喂养

由于牛乳所含营养不适合人类婴幼儿，因此需要对牛乳进行加工。以人乳为参照，降低牛乳中的酪蛋白、无机盐的含量，添加一些重要的营养素（如乳糖），强化婴幼儿所需要的微量营养素和微量元素，尽可能调配到与人乳相仿，并保持无菌和易消化。现以牛乳配制为例加以说明。

（1）加热。经煮沸可达到灭菌的要求，但会使奶中的蛋白质变性，且酶及维生素也易遭到破坏。

（2）加糖。牛乳中糖类浓度低于人乳，应加糖改变三大产能营养素的比例。加糖不仅有利于婴幼儿的吸收，还能软化粪便。一般 100 ml 的牛乳中可加蔗糖 5~8g，即加糖量达 5% 即可。

（3）加水。因牛乳中所含蛋白质和矿物质比人乳多 2~3 倍，要使之接近人乳，符合新生儿的吸收特点，必须稀释，牛乳与水的比例由 2：1、3：1、4：1 逐渐过渡到满月后的不稀释全奶。若用米汤稀释，能够增加热量、避免大的蛋白质凝结块的形成。

（三）不宜选择的奶类

1. 原奶

原奶即未经加工的兽乳。入胃后易形成大凝块，消化吸收慢，奶中有病菌，盐含量较高，只有在很难找到合适奶类的地区，婴幼儿又急需喂哺时才能作为人工喂养用奶。

2. 炼乳

含有 45% 的蔗糖，不适合婴幼儿的营养需要。含糖量过高，脂肪和蛋白质含量过低，消化速度快。用炼乳喂养婴幼儿，由于蛋白质摄入不足，会出现虚胖、肌肉松弛、营养不良、免疫功能下降等现象。

3. 酸奶

酸奶的制作方法，有的是在新鲜的牛乳中加入酸剂，有的是把乳酸杆菌加入鲜奶中，使奶中乳糖变化而成乳酸。它的营养成分已经不完全等同于牛奶，三大产能营养素中糖分明显减少。若婴幼儿肠胃不适，可短期少量食用，待消化功能恢复后，仍然要用适宜的奶类喂养，不能用酸奶代替。

（四）注意事项

（1）人工喂养首选乳品为主食，最好选择配方奶。

（2）哺乳次数、间隔同母乳喂养。

（3）及时煮沸消毒奶瓶、奶嘴。

（4）喂哺前试乳汁的温度。奶液的温度应与体温相近，成人可先滴一滴于手腕内侧，以不感觉到烫为宜。

（5）奶嘴孔的大小以瓶内盛水倒置后，可连续滴出水滴为宜。

（6）喂哺时，让乳汁充满橡皮奶头，以免吸入空气。

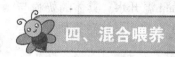

四、混合喂养

混合喂养是指母乳与牛乳或其他代乳品混合使用的一种喂养方法。这种方法在母乳的量不够充足或乳母不能按时给婴幼儿哺乳的情况下才采用。混合喂养虽然比人工喂养更有利于婴幼儿的生长发育，但毕竟不如纯母乳喂养好。6个月以内的婴儿若采用混合喂养，母乳喂哺次数一般不变，这样乳汁的分泌仍可维持。增加牛乳及其他代乳品的量取决于婴幼儿的月龄及人乳缺乏的程度。

（一）补授法

6个月内母乳喂养的婴儿体重增长不满意时，常提示母乳不足。此时宜用补授法，即母乳优先，不足部分用其他乳品补充。补授时，母乳喂哺次数不变，每次先哺母乳，将两侧乳房吸空后再补充不足的部分。这样有利于刺激母乳分泌，不致使母乳量减少。

（二）代授法

若母乳量充足，只是不能按时喂哺，可用牛乳或其他代乳品代替一次至数次母乳，称为代授法。每天争取母乳喂哺3次以上，每次吸空两侧乳房，不使母乳量减少。胀奶时要把乳汁挤出或用吸乳器吸空。吸出的乳汁可在带盖的消毒瓶内保存，用前再煮沸消毒。

而到6个月后，为了断离母乳，也需要逐渐引入牛乳或其他代乳品。即在母乳喂哺时，有意减少喂哺母乳的量，增加牛乳或代乳品的量，逐渐替代母乳。

五、婴幼儿辅食添加

无论是母乳喂养、人工喂养还是混合喂养，都应该在适当的时候给婴幼儿添加各种辅助食品。

（一）辅食添加的意义

1. 满足婴幼儿的营养需要

乳类虽然是婴幼儿的最佳食品，但随着他们的生长发育，只靠流质乳类远不能满足婴幼儿的需要，因此适当地补充其他食物是必要的。所以，及时为婴幼儿增加辅食，可补充乳类中某些营养素的不足，使婴幼儿达到最佳生长状态。

2. 学习咀嚼，为断奶做准备

吸吮、吞咽是婴幼儿的本能，但咀嚼功能的发育则需要适时的刺激，需要一定的训练和培养。断乳是一个漫长的过程，从吮吸流质食品，到咀嚼固体食品；从消化单一的乳汁，到消化五谷杂粮、鱼禽肉蛋以及果蔬，对于口腔、胃、消化腺而言都需要一个相当长的适应阶段。辅食的添加有助于婴幼儿逐渐适应成年人的食物，促进乳牙和咀嚼功能的发育。

3. 心理发育的需要

婴幼儿吃惯了母乳，从心理上对母乳有特殊的依恋。按时添加辅食，可冲淡恋乳的心理。同时在喂养工具上，改变成小碗、小勺、小杯，有利于婴幼儿的心理成熟。

4. 培养良好的饮食习惯，为健康打下基础

按时科学地添加辅食有助于婴幼儿尝试和感受各种成年人食物，避免日后儿童期其至成年后挑食、偏食的不良习惯，为健康生活打下基础。

（二）辅食添加的原则

（1）添加泥糊状食品要掌握先素后荤、由少到多、由细到粗、由稀到稠的渐进原则。水果、蔬菜、大米应作为首选食物。

（2）添加食物要循序渐进，每添加一种辅食需适应一段时间后再添加另一种辅食，这样可以发现婴幼儿有无食物过敏，也可保证婴幼儿的消化功能不发生改变。

（3）婴幼儿不宜食用过量的糖、脂肪、化学添加剂、盐和味精，泥糊状食品最好不加盐和味精等调味品，尽量选用高钾低钠的食物来补充婴幼儿的营养。

（4）添加泥糊状食品要定时定量，新食物的试食量要从少到多，开始为5~10ml，如无过敏可增至30~40ml。同一类食物一次不要喂得太多，过量进食可诱发食物过敏。

（5）泥糊状食品烹饪要适度，同时要注意饮食卫生。

（三）辅食添加的种类

1. 菜汁果汁

由于人乳中维生素C的含量由乳母的饮食决定，消毒牛乳、羊乳或普通奶粉内的维生素C含量都不充足，加之摄入的维生素C也无法在婴幼儿体内长时间储存，故一般在新生儿期就开始添加菜水（将蔬菜切碎后放入水中煮）及新鲜的番茄汁、橘子汁等果汁。在4个月时可添加菜泥、果泥，以补充婴幼儿维生素及无机盐的不足。

2. 蛋黄和肝泥

足月出生儿的肝脏存有一定数量的铁，但出生后5~6个月时逐渐消耗完毕，加上乳类中普遍缺乏铁质（母乳中的铁含量仅为供给量的1/6左右），因此，从4个月开始，必须添加富含铁质的食物，如蛋黄（从1/4个开始）、猪肝泥（或猪肝汤）及动物血等。

3. 淀粉食物

婴儿在3~6个月时唾液腺发育较为完善，唾液量显著增加，并富有淀粉酶，因此，从4个月时，可逐步添加淀粉类食物，如米粉糊、烂面、稀粥、烂饭等，以增加婴儿的热量摄入。在婴幼儿6~7个月出牙时，可提供烤馒头片、面包片、小饼干等，锻炼婴儿的咀嚼能力，促进牙齿的生长。

4. 富含蛋白质的食物

8个月以后，婴儿可逐渐食用全蛋、鱼肉、禽肉、豆腐、赤豆泥等，增加辅食的品种，以提高婴儿的食欲，为断奶做准备。断奶后的婴幼儿每日仍应进食牛乳或配方奶。婴儿期辅食的添加种类和时间见表3-6。

表 3-6 婴儿期辅食添加的顺序

月龄	性状	种类	供给的营养素	技能
1~3 月	液状	鲜果汁、青菜汁、鱼肝油制剂（2 周后）	维生素 C 和无机盐 维生素 A 和 D	用勺喂
4~6 月	泥状	米糊、乳儿糕、烂粥、蛋黄、鱼泥、豆腐、动物血、菜泥、水果泥	热量、维生素 B 族 蛋白质、铁、维生素 A 维生素 C、无机盐、纤维素	用勺喂
7~9 月	末状	烂面、烤馒头片、饼干、鱼、蛋、肝泥、肉末、菜末、水果泥	蛋白质、铁、锌、维生素 A 维生素 C、无机盐、纤维素 热量、维生素 B 族	用勺喂 学用杯
10~12 月	碎状	软饭、挂面、馒头、面包、碎肉、豆制品、碎菜、水果丁	热量、维生素 B 族 蛋白质、维生素、无机盐 维生素 C、无机盐、纤维素	抓食 断奶瓶 自用勺

辅食添加应注意：婴幼儿在身体不适、天气炎热、改变环境等情况下不宜添加新食品。

婴儿 8~12 个月就可以断奶，但需要一个逐步适应的过程。所谓断奶，是婴儿由单纯的母乳喂养，通过添加代乳品、相宜的辅食，逐步过渡到安全食用食物。可以说，科学地断奶和让新生儿出生半小时后即吸吮母乳的意义一样重要。随着哺乳时间的推移，母乳由初乳过渡到成熟乳，乳汁的量和质都逐渐不能满足婴幼儿生长发育的需要。过分延长母乳喂养时间，不仅会使孩子留恋母乳，干扰对辅食的兴趣，影响正常食欲，产生拒食反应，而且会对孩子造成一系列不良的心理反应，影响婴幼儿的健康成长。一般认为，最佳断奶月龄在城镇为出生 8~12 个月，农村可延长到 12~18 个月。但是，如果乳母体质差，平时泌乳量又不足，可适当提前断奶；如果乳母体质好，泌乳仍处于旺盛状态或因婴幼儿体弱多病，断奶有损婴幼儿健康，也可适当推迟断奶时间，但最迟也不得超过 2 岁。断奶的具体时节宜在春季或秋季。

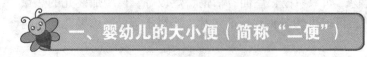

第二节　0~3 岁婴幼儿的生活护理

一、婴幼儿的大小便（简称"二便"）

（一）培养良好排便习惯的意义

（1）一个人的行为和生活方式与人体健康密切相关。培养婴幼儿良好的二便习惯，有利于帮助婴幼儿建立健康的行为和生活方式。

（2）培养良好的二便习惯和生活方式，有利于提高机体的工作效率。人体内各器官在生物节律的调节下，均处于有张有弛的活动状态，以保证各器官良好的工作和休息。培养婴幼儿有规律地进食、睡觉、游戏和大小便，可以在大脑建立起一系列的条件反射，提高机体的工作效率。

（3）培养良好的二便习惯，有利于婴幼儿独立个性的发展。从小进行常规性训练，可养成婴幼儿规律的生活和活动习惯，能够培养自律能力和自我生活能力，帮助婴幼儿建立自信心。

（4）培养良好的二便习惯，有利于婴幼儿社会行为的发展。有意识地进行社会行为规范的训练，帮助婴幼儿了解和建立符合社会认可的行为方式，可为婴幼儿适应社会和集体生活奠定基础。

（二）婴幼儿大小便的特点

1.大便

婴幼儿大便的次数和性质通常反映胃肠道的生理与病理状态，故观察粪便极其重要。正常大便含水分80%，其余为黏液和食物残渣，包括一定量的中性脂肪、脂肪酸、未完全消化的蛋白质、淀粉和钙盐为主的矿物质。

（1）胎便。新生儿出生后12小时内会排出黑绿色黏稠大便，持续2~3天。它是由脱落的上皮细胞，浓缩的消化液及胎儿时期吞入的羊水所组成。24小时不见胎便排出，就要注意是否有消化道畸形。

（2）母乳喂养儿的大便。未加辅食的母乳喂养儿每天排便3~6次，大便呈黄色或金黄色，稍有酸味，但不臭，呈黏糊状，有时会出现稀薄，微带绿色。加辅食后，大便次数逐渐减少，1周岁后大便次数即可减至一天一次。

（3）人工喂养儿的大便。大便颜色淡黄，略干燥，质较硬，有臭味，有时便内易见酪蛋白凝块，每天大便1~2次，个别的隔天一次。用配方奶粉喂养的婴幼儿大便稀稠度与母乳喂养的婴幼儿大便相近似。

（4）混合喂养儿的大便。无论是母乳或牛乳喂养（奶粉喂养）3个月后，若同时加淀粉类食物，则大便量增多，硬度比单纯牛乳喂养稍减，呈轻度暗褐色，臭气增加。若蔬菜、水果等辅食增加，则大便与成人近似。初加菜泥或碎菜，少量绿色菜泥或碎菜常从大便排出。如果没有腹泻不必停止菜泥或碎菜，待经过数日，胃肠习惯以后，绿色就会逐渐减少。

2.小便

婴幼儿的年龄不同，尿量和排尿次数也不同。年龄越小，按体表面积计算尿量越多。这是由于婴幼儿新陈代谢特别旺盛，年龄越小，热能和水代谢越活跃。但他们的膀胱小，所以排尿次数较多。

（1）正常尿量。尿量在刚生下时约10ml，之后在24小时内为30~40ml，出生后4~8天间每天平均约为200ml，1~3个月间为300~400ml，满2岁时是700~750ml。

尿量的多少取决于摄取水分的多少和周围气温的高低，人工喂养的排尿量要多于母乳喂养，大约是母乳喂养的1.5~1.7倍。

（2）排尿次数。一般是吃乳次数的 3 倍左右，1 天约 15 次，并随着月龄的增加逐步减少。大致出生后 1 个月时 1 天约 14 次，3~6 个月 1 天约 20 次，6~12 个月 1 天 15~16 次，1~2 岁 1 天约 12 次，2~3 岁 1 天 10 次左右。

（3）排尿时颜色与气味。出生后几天内，新生儿的尿量都很少，呈浓黄色，尿样因尿酸盐显得混浊，比重也较大，表明含有蛋白质。

1 个月后，尿量开始增多，几乎全是水分，清亮透明，无色无味。如果婴幼儿水分摄取得少或天热流汗多时，会出现尿量减少，尿色发黄的现象。另外，如果服用了含有维生素 B_2 的药剂，也会造成尿色发黄。

在冬天天冷时，有的婴幼儿小便中含草酸钙和磷酸钙的结晶特别多，看上去好像小便发白。这时应注意多喝水。

（三）培养婴幼儿良好的二便习惯

0~1 个月婴儿尿布湿了要及时换，大便后要及时清洗。

2~5 个月婴儿要定时喂养，不仅有利于胃肠工作，还能够自然形成定时大便。

6~8 个月婴儿要在固定地方的便盆中进行大小便。

6 个月以后的婴儿，可以通过脸色及动作变化来表达自己大小便的要求，也可以开始练习坐盆。每次时间不宜过长，一般不超过 5~10 分钟。要求婴儿坐盆时不要吃东西或玩耍。

10~12 个月婴儿在成人提醒下知道是否有大小便，坐盆时要求婴儿不摸地、不脱鞋，集中精力便完以后再玩。

1 岁半前的幼儿开始有控制能力，如果玩得高兴时可能会忘，要坚持在固定时间提醒幼儿坐盆。

1 岁半 ~2 岁的幼儿可以培养其主动坐盆的习惯。

2 岁以后的幼儿可在成人的指导下，学会主动坐盆。可根据幼儿大小便规律，夜里定时把尿，把尿时要让幼儿处于清醒状态，逐步培养其有尿自己会醒的习惯。如果在睡梦中把尿，容易造成幼儿人为屙尿的不良习惯。

3 岁幼儿会自己脱下裤子坐盆大小便，并练习自己擦屁股，应满足和鼓励幼儿做这些事情。如果没有擦干净，可以由成人帮助再擦。

（四）注意事项

（1）婴幼儿有时会有意外大小便，不要责怪婴幼儿。

（2）要注意观察婴幼儿二便的信号，及时做出反应。

（3）每个婴幼儿的生理成熟程度有所不同，大小便的控制也有明显的差异，培养时要因人而异。

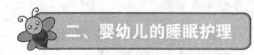

二、婴幼儿的睡眠护理

（一）睡眠的重要性

睡眠是人体的生理需求，是大脑皮层的生理性保护抑制。良好的睡眠有利于婴幼儿脑细胞的发育，有利于婴幼儿身高的增加。

1. 睡眠有利于婴幼儿脑细胞的发育

科学研究发现，脑细胞的发育过程主要是在睡眠中进行。婴幼儿大脑皮层的神经细胞很脆弱，容易疲劳，需要较长的睡眠时间进行修整。睡眠对婴幼儿的健康成长、智力及思维能力的正常发育都是极为重要的。

2. 有利于婴幼儿身高的增加

婴幼儿的生长速度在睡眠状态下是清醒状态时的 3 倍。科学研究表明，婴幼儿身高的增加，除了受遗传、环境、营养、锻炼等因素的影响以外，主要受脑垂体分泌的生长激素的控制。人在觉醒状态时，生长激素分泌较少；睡眠时，生长激素分泌明显升高。生长激素的分泌有其特定的昼夜规律：每天夜间 22 点至凌晨是分泌的高峰期，而且必须在深睡 1 小时后才能达到这一水平。如果入睡过晚，会影响生长激素的分泌，影响身高的增加。

3. 睡眠有利于疲劳的缓解

睡眠时机体以合成为主，可为机体储备足够的能量和原料。睡眠时全身组织器官处于低代谢、低氧耗的抑制状态，对体内外刺激感觉反应和活动减少，体温、心率、血压下降，呼吸减慢，肢体活动减少，既减少机体能量的消耗，也使整个机体得到休息。睡眠是使婴幼儿缓解疲劳最有效的生理措施。

（二）婴幼儿的睡眠规律

1. 婴幼儿睡眠状态

分熟睡和浅睡两种状态，不断循环。1 岁之前，每一次循环维持 40~45 分钟，在两次循环之间，会有短暂的清醒状态，半夜醒来是意料中的事。

浅睡状态时，会出现一些面部表情或肢体运动，如：微笑、皱眉、噘嘴做怪相，四肢伸展，发出哼哼声，呼吸不均匀，容易被周围的声音惊动，这些都是正常现象没必要打扰。

2. 婴幼儿睡眠规律

出生后新生儿自主产生一日 24 小时的睡眠和觉醒生物节律，并和外界环境相协调。4 个月时，婴儿睡眠和觉醒生物节律基本形成。随着年龄的增长，睡眠时间呈阶段性的改变，夜间睡眠时间延长，日间睡眠时间缩短，最终趋向于成人化。婴幼儿期睡眠规律见表 3-7。

表 3-7　婴幼儿期睡眠规律

年龄	次数 / 次	白天持续时间 / 小时	夜间持续时间 / 小时	合计 / 小时
初生	每日 16~20 个睡眠周期，每个周期 0.5~1 小时			20
2~6 个月	3~4	1.5~2	8~10	14~18
7~12 个月	2~3	2~2.5	10	13~15
1~3 岁	1~2	1.5~2	10	12~13

每个婴幼儿由于自身体质不同，家庭环境不同，睡眠规律也可能不一样。睡眠时间在婴幼儿期间的个体差异较大，有的睡得多一些，有的睡得少一些，无须与别人比较，只要婴幼儿健康成长即可。

3. 婴幼儿睡眠充足的标准

（1）清晨自动醒来，精神状态良好。

（2）精力充沛，活泼好动，食欲正常。

（3）体重、身高能够按正常的生长速率增长。

（三）培养婴幼儿良好的睡眠习惯

睡眠虽然是人体的生理过程，但婴幼儿依赖性强，不能独立决定自己的睡眠，很大程度上取决于家庭的哺育环境，因此每个家庭都要创造良好的养育环境，培养婴幼儿建立良好的睡眠习惯。

1. 建立睡眠常规

注意维持婴幼儿基本的作息规律：定时休息，准时上床，准时起床，在 2~3 个月大时，配合婴幼儿的发育特点或生活习惯，尝试帮助建立良好的睡眠规律，让婴幼儿习惯每完成一些固定的活动，如洗脸、洗澡等后便是睡眠时间，然后自行入睡。

2. 学习自行入睡

帮助婴幼儿学习自行入睡对建立良好的睡眠习惯是很重要的，其方法是在婴幼儿开始有睡意之前把他（她）放在婴幼儿床上，道晚安后离开，让他（她）自己渐渐进入梦乡。如婴幼儿在吃奶中睡觉了，应停止喂哺，抱回婴幼儿床上，不用故意弄醒，下次把喂奶时间稍提前，减少在吃奶中入睡的机会。

3. 帮助分辨昼夜

（1）卧室内光线要求：日间光线充足，室内光线可调暗，如用窗帘遮挡光线；夜间黑暗状态，亮一盏小台灯，消除醒来时的恐惧。

（2）日夜活动有所分别：白天清醒时，与婴幼儿多接触进行玩耍、说话，给予足够的关注，以免因无聊在白天多睡。当婴幼儿眼皮下垂，头或面部在大人身上擦动或打哈欠时，说明婴幼儿累了，要让其休息，尽量避免小睡超过 4 个小时。夜间的活动节奏应放缓慢，避免过度兴奋。

4. 营造舒适环境

（1）卧室温度适中，室温在 18℃~26℃，可将手掌放到婴幼儿颈背部位，如感到温暖而没有汗湿，便是感到舒服的适宜温度。

（2）卧室一般开窗通风，保持空气流通。

（3）适量的衣着和被褥，用柔软的婴幼儿被包裹或用睡袋，切记不要包得太紧。

（四）预防睡眠不安

睡眠不安在婴幼儿期常表现为入睡困难，这对生长发育不利。

（1）培养良好的睡眠习惯，建立良好的睡眠周期。

（2）睡前不安抚，如不要吸吮、吃奶、摇晃、轻拍、步行等进行干扰；独自睡、不陪伴；夜间醒来，多观察，不过多的干扰。

（3）睡前排尿，不要吃得过饱或太少，以免不适或饥饿，一般6~8个月后夜间睡眠时无须进食。

（4）睡眠姿势随婴幼儿自由选择，以不使肢体、肠部长时间受压、无不舒适感觉为宜。

（5）及时发现躯干疾病，如发热、鼻塞等，应及时治疗。

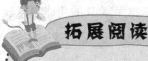

培养自行入睡的方法——"佛伯法睡眠计划"

佛伯法睡眠计划的步骤如下：

1. 第一天：

（1）在宝宝还醒着时将其放在小床上，告诉他该睡觉了，然后离开房间。假如他没有哭闹，就不需要采取任何行动。假如他哭了的话，就让他哭5分钟后再进入房间。

（2）别打开他房间的灯，尽量将身体的接触减至最低。再度轻柔地对他说话，告诉他，他是个大宝宝了，可以自己睡了。然后再度离开房间。

（3）假如他继续哭闹，这次就等10分钟再进入房间，再跟他说话。但别待太久，1~2分钟就离开。

（4）假如哭声继续，那么每次都等15分钟后再进去，直到他睡着为止。

2. 第二晚，如果宝宝睡在床上又哭了，应让他哭，10分钟后再进入他房间，此后逐渐延长时间。通过一段时间的训练，宝宝就能自行入睡了。

3. 如果第一晚觉得让宝宝哭5分钟太难做到的话，就等2~3分钟再进入，按适合宝宝的情况去做。

三、婴幼儿的"三浴"锻炼

"三浴"锻炼是指利用自然界的空气、阳光、水对婴幼儿进行的体格锻炼，即空气浴、日光浴和水浴。

（一）"三浴"锻炼的重要意义

婴幼儿体质的强弱既受先天因素的影响，又与后天的营养和锻炼有关。正确利用自然界的各种因素，如空气、日光和水来锻炼身体，则能增强婴幼儿体质，提高一般抵抗力及适应自然环境的能力，从而预防疾病，促进婴幼儿身心的健康发展。

1. 有利于生长发育

"三浴"锻炼能使骨骼、肌肉组织得到充分的营养，增强神经系统、呼吸系统、消化系统的功能，特别有利于中枢神经系统健康成长，使婴幼儿长得又高又壮。

2. 有利于增强体质，预防和减少疾病的发生

"三浴"锻炼可以使婴幼儿在和空气、阳光的接触中，增强呼吸道黏膜、皮肤对寒冷刺激的适应能力。加上适量的运动和游戏，可增加婴幼儿肺活量，促进血液循环，增进食欲，改善体温调节功能，促进婴幼儿耐寒、耐热的能力。

皮肤是人体感觉痛、温、触、压等刺激的感觉器官，除具备感觉功能外，还有防御、排泄、调节体温和吸收功能，婴幼儿经过"三浴"锻炼，皮肤制造维生素D的功能更是其他器官不可代替的。

3. 有利于智力的发展

人脑是从事智力活动的主要器官，大脑活动所需的氧气占全身所需氧气量的1/4左右。"三浴"锻炼促进了血液循环和新陈代谢，直接改善了大脑的氧气供应，大脑机能随之增强，使婴幼儿精力充沛、智力不断发展。

4. 有利于良好的情绪和心理素质的培养

经常带婴幼儿进行"三浴"锻炼，结合游戏、体育活动，会给婴幼儿精神上带来极大的欢乐，更能使婴幼儿养成开朗、积极向上和热情的性格。

（二）"三浴"锻炼的原则

1. 从小开始，持之以恒

新生儿初生时对外界环境的刺激还未形成牢固的习惯，在此时改变外界环境，一般都能逐渐适应。如果要改变已经养成的习惯，会比较困难。如果婴幼儿从小穿衣多，冬天不习惯到户外去，这时开始空气浴，如果处理不当，同样容易着凉感冒。

2. 循序渐进

开始时刺激小一些、时间短一些，慢慢增加刺激强度；开始户外活动时，要选择好天气，室内外温差不能太大，使婴幼儿有一个适应的过程。

3. 注意婴幼儿个体差异

根据婴幼儿体质的强弱、个体生活习惯的不同，区别对待。

4. 与日常合理的生活制度相配合

如果能够与日常生活相结合，则易于坚持，效果也好。

5. "三浴"锻炼前后要有准备活动和整理活动

运动前后机体的生理过程有不同的变化，如人体在运动前，需要起动身体的各种器官开始工作，而人体在剧烈运动后，需做整理活动，不能突然停下。否则这种突然静止的状态，就会影响呼吸动作，降低氧气补充和二氧化碳的排除，使疲劳不能尽快消除。

6. 注意安全，做好保护

细心观察婴幼儿的反应，及时采取措施。例如，在用冷空气或冷水锻炼时，应观察有无打喷嚏、起鸡皮疙瘩、打寒战、面色苍白、口唇青紫等表现。利用日光锻炼时，应注意观察，出现出汗过多、精神萎靡等现象时，应暂停锻炼，并分析具体情况，根据不同体质加以调整。

（三）"三浴"锻炼的方法

1. 空气浴的方法

空气浴是一种最简单易行的方法，不受地区、季节和物质条件等的限制。新鲜空气中的氧含量高，能促进新陈代谢，利用气温和人体皮肤表面温度之间的差异形成刺激，气温越低，刺激强度就越大，寒冷的空气可以使交感神经更活跃，锻炼呼吸器官和增强心脏活动以及增强机体适应外界气温变化的能力。对气温的感受不仅取决于气温，还与空气湿度、气流有关。所以进行空气浴时，同时要注意气温、空气湿度及气流的影响。

空气浴适用于任何年龄的婴幼儿。时间根据婴幼儿的不同年龄和身体状况确定，可从5分钟开始，逐渐增加，最长可达2小时。空气浴最好从夏季开始，这样婴幼儿能适应气温从热到温、到冷的逐渐过渡，使机体逐步适应。要先从室内开始锻炼，适应后再到室外锻炼，寒冷季节可在室内进行，可以先开门、开窗通风换气，使室内空气清新。锻炼时的室温应逐渐下降，一般每3~4天下降1℃，最低室温12℃~14℃，体弱儿不可低于15℃，气温不宜超过30℃。空气浴可与各种活动如主被动操、游戏、体操、走路结合进行。

注意事项：

（1）根据季节、天气变化和婴幼儿的身体情况安排锻炼。

（2）要循序渐进，密切注意婴幼儿的反应，如有皮肤发紫、面色苍白、发凉等情况，须立即停止。

（3）对于身体特别虚弱的，或患有急性呼吸道疾病、各种急性传染病、急慢性肾炎、化脓性皮肤病以及代偿不全的心瓣膜病的婴幼儿应禁止锻炼。

2. 日光浴的方法

日光中有两种对人有益的光线：一种是红外线，可使人的血管扩张，加快血液循环，增强新陈代谢，促进婴幼儿的生长发育；另一种是紫外线，有杀菌作用，还可提高皮肤的防御能力，还可以使皮肤内的7-脱氢胆固醇转化为维生素D，促进机体对钙、磷的吸收，预防佝偻病的发生。紫外线还可以刺激骨髓制造红血球，防止贫血。

在进行日光浴前，应先进行5~7天的空气浴。冬季在室内做日光浴要开窗。满月后可以到户外晒太阳，时间长短要依据婴幼儿年龄和耐受情况来定，一般从5分钟开始，逐渐延长到30分钟。夏天适宜在上午8~9点、下午15~17点进行，冬天可在中午进行。选择清洁、空气流通但又避开强风的地方，尽量露出婴幼儿皮肤，如头、手、脚、臀部等部位。在婴幼儿进行日光浴以前，要先开门、窗，让宝宝有个适应的过程再出门。日光浴后最好给予擦澡或淋浴。

注意事项：

（1）要防止阳光直射婴幼儿的眼睛。如果太阳光很强，要给婴幼儿戴上太阳帽，或选择在树荫下进行，以保护眼睛。

（2）婴幼儿生病时，如婴幼儿有发热、严重的贫血、心脏病以及消化系统功能紊乱的病症时，身体特别虚弱，就不宜进行日光浴。

（3）日光浴后要及时给婴幼儿喂水。

（4）不要隔着玻璃晒太阳，尽量让阳光直接接触皮肤。

（5）要注意观察婴幼儿的反应，如脉搏、呼吸、皮肤发红及出汗情况，以判断婴幼儿可接受日光照射的时间和强度。若日光照射后，婴幼儿出现虚弱、大汗淋漓、神经兴奋、睡眠障碍、心跳加速等情况，应减少或停止日光照射。

3. 水浴的方法

水浴是利用水的温差和水的机械作用来锻炼身体。通过水的刺激，可增强机体体温调节机能反应能力，促进血液循环，增强机体对外界气温变化的适应能力。水的导热性是空气的 30 倍。对于健康的婴幼儿，低于 20℃是冷的，20℃~32℃是凉的，32℃~40℃是温的，40℃以上是热的。锻炼可从温水逐渐过渡到冷水。

常见的水浴有温水浴、冷水擦浴、冷水淋浴及游泳 4 种。

（1）温水浴。

适用于新生儿及婴幼儿。脐带脱落后即可进行，室温 24℃~26℃，水温 35℃~37℃，时间约 10 分钟，对于较大的婴幼儿，水温可稍低些。浸浴的方式是用一个较大的盆盛水，婴幼儿半卧位于盆中，让婴幼儿颈部以下的身体全部浸入水中，浸浴完毕，立即用大毛巾包裹好擦干，婴幼儿皮肤以轻度发红为宜。每天一次。

（2）冷水擦浴。

适用于 6 个月以上的婴幼儿，体弱儿也可用。室温应在 20℃以上，开始可用 35℃左右的水摩擦，以后水温可每隔 2~3 天下降 1℃，降至 26℃左右，选择吸水性好的毛巾浸入温水后拧成半干，给婴幼儿擦浴，摩擦全身皮肤，按上肢—胸—腹—侧身—背—下肢的顺序，摩擦至皮肤微红，完毕后用干毛巾擦干。

（3）冷水淋浴。

适用于 2 岁以上婴幼儿。室温应在 20℃以上，水温从 33℃~35℃开始，以后每 2~3 天降低 1℃。逐渐降至 26℃~28℃，可用冷水冲淋全身，按上肢—胸背—下肢的顺序冲浴，但不要冲淋头部。冲淋完毕后立即用干毛巾擦干，穿好衣服。

（4）游泳。

婴幼儿游泳是通过皮肤与水的接触，促进视觉、听觉、触觉、动觉等发育，促进婴幼儿脑神经生长发育，促进骨骼发育，增进食欲，增加肺活量，提高婴幼儿的抗病能力，增加睡眠，减少哭闹，促进亲子情感交流。

思考与练习

一、简答题

1. 蛋白质、脂肪、糖类、无机盐、维生素、水等营养物质的生理功能分别是什么？

2. 婴幼儿母乳喂养有哪些优点？

3. 婴幼儿添加辅食应遵循哪些原则？

4. 怎样培养婴幼儿良好的二便习惯？

5. 怎样培养婴幼儿良好的睡眠习惯?

6. 简述"三浴"锻炼的方法及注意事项。

二、材料分析题

小叶是一位22岁的年轻妈妈,母乳充足。女儿丫丫7个月,从未吃过母乳以外的食物,平时喜欢咬人,喂奶时咬奶头。最近丫丫小脸有些发白,经体检发现丫丫有轻度贫血。

请分析:

(1)丫丫为什么爱咬人?

(2)妈妈母乳充足,丫丫为什么会贫血?

(3)请给这位妈妈提出合理的建议。

三、实操题

1. 为婴幼儿脱、穿连衣裤。

(1)操作条件:

婴幼儿模型或娃娃,连衣裤2套,操作台,较大的浴巾或毛毯。

(2)操作内容:

①利用提供的条件,进行为婴幼儿脱连衣裤的操作。

②进行为婴幼儿穿连衣裤的操作。

(3)操作要求:

①能够完成操作过程。

②能够注意操作环境。

③程序正确,动作规范。

2. 给3个月内的婴儿洗澡。

(1)操作条件:

婴幼儿模型或娃娃、婴幼儿浴盆、婴幼儿沐浴露、爽身粉、大浴巾、小毛巾、消毒棉签、婴幼儿衣服、尿布。

(2)操作内容:

①口述洗澡的必需用品。

②口述洗澡前的准备。

③进行给婴幼儿洗澡的操作。

(3)操作要求:

①能够准确地口述婴幼儿洗澡的用品和准备过程。

②能够规范地进行给婴幼儿洗澡的操作。

3. 正确选择和使用尿布。

(1)操作条件:

婴幼儿模型或娃娃(显示男女各一)、操作台、尿布、面盆(内盛温水)、小毛巾、酸软膏或护臀膏、尿布桶、室温计。

（2）操作内容：

口述尿布的种类、特点以及换尿布的要点；清洁婴幼儿的臀部；使用尿布。

（3）操作要求：

①能够清楚地口述尿布的种类的特点。

②能够采用正确的方法清洗臀部。

③能够正确选择和使用尿布。

④动作规范。

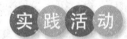

结合婴幼儿辅食的相关知识点，自选材料，自拟婴幼儿月龄，为婴幼儿制作一份辅食（应陈述辅食制作的方法、流程、营养特点）。

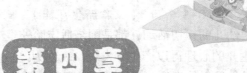

第四章

0~3岁婴幼儿的心理发展与教育

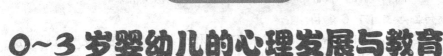

学习目标

1. 了解0~3岁婴幼儿心理发展的年龄特征和婴幼儿心理发展的敏感期，掌握婴幼儿敏感期的教育方式。

2. 掌握0~3岁婴幼儿感知觉发展的特点，能采用各种方法训练婴幼儿的感知觉。

3. 掌握0~3岁婴幼儿注意、记忆、思维、语言等心理发展的特点，能在教育活动中分析婴幼儿的行为特点，实施科学的保育与教育。

4. 掌握婴幼儿基本情绪情感的特点，掌握帮助婴幼儿控制情绪的方法。

5. 了解社会性依恋对婴幼儿发展的重要意义，了解帮助婴幼儿建立安全型依恋和健康的适应性社会行为的方法与途径。

Ⅲ 第一节　0~3岁婴幼儿心理发展的年龄特征和敏感期 Ⅲ

一、0~3岁婴幼儿心理发展的年龄特征

（一）0~1岁

人生第1年是婴幼儿心理开始发生和心理活动开始萌芽的阶段，又是婴幼儿心理发展最为迅速和心理特征变化最大的阶段。

1. 初生到满月（0~1个月）（又称新生儿期）

满月前的婴幼儿的一切活动，都是围绕适应胎外生活而展开的。也正是在适应新生活的过程中，新生儿的心理得以产生和发展。表现为：心理发生的基础——惊人的本能；心理的发生——条件反射的出现；开始通过丰富感知觉认识世界。

2. 满月到半岁（1~6个月）

半岁前婴幼儿心理的发展，突出表现在视觉和听觉上。在视听发展的基础上，婴幼儿主要依靠定向活动来认识世界。眼睛和手的动作逐渐协调。将近半岁的时候，婴幼儿开始能够分辨熟悉的人和陌生的人。具体表现为：视觉和听觉迅速发展；手眼协调动作开始发生；主动发起和别人的交往；开始认生。

3. 半岁到1岁（6~12个月）

明显变化是动作比以前灵活了，表现在身体活动范围扩大，手的动作开始形成，双手可以模仿多种动作，掌握了坐和爬的动作，有利于手的动作的发展。从半岁到1岁，婴幼儿的手日益灵活。其中最重要的是，五指分工动作发展起来了。半岁以后，婴幼儿喜欢发出各种声音，逐渐出现言语的萌芽。孩子和亲人经过将近一年时间的相处，亲子之间的感情日益加深，亲子依恋关系日益发展和牢固。

（二）1~3岁

这个时期是真正形成人类心理特点的时期，具体表现为：学会独立行走；骨骼肌肉比较嫩弱；脊柱弯曲还没有完全形成；两腿和身体动作不协调；能够使用工具，能够准确地拿各种东西；言语和思维真正发生；出现最初的独立性。

归纳起来，0~3岁婴幼儿这个年龄阶段心理发展的特点突出地体现为：

（1）动作发展对心理发展的意义重大（3岁之前的大脑发育状况是可以透过运动水平来体现的，手又称为人类的外部脑）；

（2）感知觉迅速发展，且在许多方面接近成熟水平；

（3）处于言语发展的重要时期；

（4）社会性依恋的发展是该阶段情绪情感发展的重要标志。

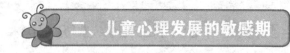

二、儿童心理发展的敏感期

（一）敏感期的概念

敏感期是指特定能力和行为发展的最佳时期。在这一时期，个体对形成这些能力和行为的环境影响特别敏感。

儿童心理发展的敏感期是儿童学习某种知识和形成某种能力或行为比较容易、儿童心理某个方面发展最为迅速的时期。错过了敏感期，不是不可以学习或形成某种知识或能力，但是比起敏感期来说，就较为困难，发展比较缓慢。

有研究表明，0~2岁是口、手、走、视觉、空间（爬、抓、移动体）细小事物、模仿、秩序、自我意识发展的重要敏感期。2~4岁是儿童掌握语音的最佳期；在学习语言方面，年龄越大，效率越低，而且在掌握口语发音上，敏感性越来越差。成人学外语，不但比儿童费力，而且往往带有母语的口音。

孙瑞雪在《捕捉儿童的敏感期》中指出，"所谓敏感期，是指儿童在0~6岁的成长过程中，受内在生命力的驱使，在某个时间段内，专心吸收环境中的某一事物的特性，并不断重复实践的过程。顺利通过一个敏感期后，儿童的心智水平便从一个层面上升到另一个层面"。

不同年龄对学习和心理发展的某个方面有不同的敏感性。有的研究认为，4岁以前是形象视觉发展的敏感期。4岁以后形象视觉的发展开始减弱。还有的研究认为，耳聋儿童如果在1岁前被发觉而给他助听器，就能正常地学会语言发音，而1岁后才开始采取措施，学习发音的困难会增大。

整体来说，学前期是儿童心理发展的敏感期或最佳期。3岁以前是智力发展最迅速的时期。

儿童心理发展敏感期的形成，与多种因素有关。

首先，与生理发展的加速期有关。大脑神经生理学的研究表明，学前期儿童大脑皮质神经活动的发展有加速期。在此时期，儿童智力发展也最为迅速。

其次，与儿童心理发展本身的状态有关。心理特性在最初开始形成的时候，已经具备了发展的条件，但还没有完全形成和巩固，这时可塑性最大。2~4岁之所以是掌握语音的敏感期，就是因为这时儿童正在学习说话，发音系统的活动还没有定型。同样，从婴幼儿期开始学习滑行，比长大了以后再学习较为容易。因为习惯了行走动作的人，再去学习滑行，就会由于在行走和滑行中腿脚感觉的不同而出现较大困难。

再次，与儿童心理的整体发展有关。例如，婴幼儿期之所以是学外语的敏感期，除了上述的有关原因外，还由于婴幼儿没有顾虑，不怕开口，不会感到羞怯，反而以多说为乐。婴幼儿学游泳，除了不受习惯性动作阻碍之外，他们也不知道害怕。而年长的孩子和成人则会怕水。

处于敏感期的儿童常有以下行为表现：一是不断地重复做同一件事情；二是在做每一件事情时，充满活力和热情；三容易学会这件事情。

（二）0~3岁婴幼儿心理发展的敏感期

根据科学研究，0~3岁婴幼儿发展的敏感期主要有：

1. 视觉敏感期

行为表现：刚出生时，对明暗相间的地方感兴趣。

2. 口的敏感期

行为表现：包括用口进行的触觉、味觉过程，用口感知事物、认识事物，不断练习使用牙齿、舌头。

3. 手的敏感期

行为表现：喜欢抓东西，用手探索环境、认识世界。

手的敏感期（出生~6岁）：

五指抓：4个月（宝贝小鱼缸）；

二指捏：8个月（捡豆子）；

三指捏：13个月（捏跳棋）；

塞：9个月（塞球、塞硬币）；

敲：12个月（敲木琴）；

插、舀、穿：14个月（插牙签、舀豆子、穿珠子）；

嵌、拧、倒、夹：18个月（嵌板、拧螺母、倒水、夹海绵）；

卷、切、擦、扫：20个月（卷工作毯、切切看、擦桌子、扫豆子）。

4. 走的敏感期

行为表现：从最初的要成人拉着走、借助物体走、独立行走，到上下坡、爬楼梯，到专门爱走不平的路。这也是婴幼儿空间知觉发展的一种表现形式。

父母要放弃自己的走路节奏、生活节奏去配合孩子，让孩子在敏感期内得到充分、良好的发展。当行走能力发展起来时，孩子可能会重新回到妈妈的怀抱寻求慰藉、爱意和温情。

5. 细小事物敏感期

行为表现：对极小而精致的事物感兴趣。

具体行为表现：见小不见大，喜欢看蚂蚁打架，看书常常看到细节，看不见大画面。

在该敏感期，父母可以引导孩子从对物体的细小部分的关注，逐步过渡到对物体整体的关注，发现整体与部分的关系。

忙碌的大人常会忽略周围环境中的微小事物，但是孩子却常能捕捉到个中的奥秘。因此，如果孩子对泥土里的小昆虫或衣服上的细小图案产生兴趣，这正是培养孩子巨细无遗、宗理密微的习性的好时机。父母要培养孩子的观察能力、专注力。如布置有准备的教育环境：教室洁净、感官净化，环境丰富但不等于复杂。

父母在该阶段给予孩子的教育支持：及时给予孩子足够的能够探索的自由。

6. 空间敏感期

行为表现：喜欢探索空间、行走，最早表现为爬、抓、移动物体等。年龄稍大一点则喜欢爬高、旋转、从高处跳下、钻衣柜、扔东西等。

具体行为表现：喜欢把物体垒高，然后推倒，再重垒，不断重复，建立三维空间感。

空间敏感期的延续是婴幼儿探索空间的敏感期。

父母在该阶段给予孩子的教育支持：由于婴幼儿空间感发展不完善，在探索空间的时候，心理上会产生一种危机感。但孩子对环境的把握有天然的自卫意识。父母可以跟在孩子几米以外保护他，而不唠叨他。母亲要有承受危险的心理力量，而不是把这种危险"说"给孩子。

7. 模仿敏感期

行为表现：孩子重复原型所显示的行为，表明孩子的心智已经发展到领悟和掌握某行为背后的能力了。模仿敏感期是婴幼儿重要的智力发展过程。

父母在该阶段给予孩子的教育支持：放手让孩子去模仿，放慢自己的动作，满足孩子的模仿需求。

8. 秩序敏感期

对处于秩序敏感期的婴幼儿来说，世界是以不变的程序和秩序而存在的。这形成了婴幼儿最初的内在逻辑。这就是婴幼儿的思维，也称为"直线式思维"。

婴幼儿需要一个有秩序的环境来帮助他认识事物、熟悉环境。一旦他所熟悉的环境消失，就会令他无所适从。这时的程序和秩序给婴幼儿以安全感。如果被打乱，会给婴幼儿带来极大的混乱和不适。

行为表现：

第一阶段：为了秩序的错乱和破坏而苦恼，表现为大哭，秩序一旦恢复就会平静下来；

第二阶段：为了维护自己内在的秩序感而说"不"，表明婴幼儿的自我意识开始萌芽（这是我的、别碰我、别控制我、别伤害我）；

第三阶段：为了维护秩序而执拗，一切被破坏了秩序的事情都要重新来做。不熟悉的人不能碰他的东西，别人给他喜欢的东西，他也不接受。

父母在该阶段给予孩子的教育：父母要了解这个特点，不要用成人社会的道德观评价婴幼儿。

9. 自我意识敏感期

行为表现：最初他会用打来表示不同意、不喜欢的态度。然后是说"不"，什么都是"不"，不管做与不做都是"不"。从打人、说"不"、说"我的"开始，到坚定不移地坚持自己的看法，在形成自我的过程中，建立自己的存在。

父母在该阶段给予孩子的教育：当孩子打人、咬人时，父母只去制止孩子的行为。对孩子来说，"打死你"就是排斥你。不要去谴责，也不应说教，因为那和粗鲁的行为是不同的。父母应让孩子在不违反规则的情况下使用他的"自我"。

此外，婴幼儿常见的其他敏感期，如：出生后6个月，是婴幼儿学习咀嚼和吃干食物的敏感期；2~3岁是计数能力发展的敏感期；2~3岁是学习口头语言的第一个敏感期；2.5~3.5岁是教育孩子遵守行为规范的敏感期；3岁左右是培养其独立生活能力的敏感期。

孩子的成长都是有其自然规律可循的。在对孩子的早期教育中，只有遵循了这些规律，才能取得事半功倍的效果。如果忽视了这些，则可能不仅教不好孩子，还会使孩子的生理和心理发展脱离正常的轨道，直接导致意想不到的负面效果。一般来说，1岁前应以感知和运动训练为主，1岁到2岁半应以语言训练为主，2岁以上应以认识能力的训练为主。敏感期的教育效果，大部分取决于教育者及其教育方法。

（三）敏感期的教育方式

1. 尊重孩子是有能力的个体
孩子是具有能力的天生学习者。他们会循着自然的成长法则，不断使自己成长为"更有能力"的个体，这是成人首先要了解的概念。

2. 细心观察敏感期的出现
每个孩子的敏感期出现的时间并不相同，因此成人必须以客观的态度，细心观察孩子的内在需求和个别特质。

3. 布置丰富的学习环境
当成人观察到孩子的某项敏感期出现时，应尽力为孩子准备一个满足其成长需求的环境。

4.鼓励孩子自由探索、勇敢尝试

当孩子获得尊重与信赖后，就会在环境中自由探索、尝试。

5.适时协助而不干预

当孩子热衷于感兴趣的事物时，成人应放手让孩子自己做，避免干预。不过，并非要丢下孩子完全不管，而是要适时予以协助、指导。

总之，提供一个爱和自由的环境，让孩子充分度过敏感期。

第二节　0~3岁婴幼儿感知觉的发展与教育

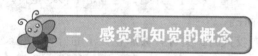

人对世界的认识是从感知觉开始的。许多研究表明，新生儿出生后即有感知觉，那是身体内部或外部刺激的物理能量所引起的感觉器官的反应。新生儿已经具备人类的大多数基本感知觉，并利用这种感知觉去探索陌生的环境。感觉和知觉在婴幼儿的心理活动中占有优势地位并发挥着极其重要的作用。

一、感觉和知觉的概念

（一）感觉的概念

心理学上的感觉，是指人脑对直接作用于感觉器官的刺激物的个别属性的反应。感觉包括视觉、听觉、嗅觉、味觉、肤觉、动觉与平衡觉等。感觉是简单的心理现象，它主要是与生理作用相联系的。当刺激物作用于感觉器官时，能立即觉察并分辨出刺激物的个别属性。

在现实生活中，纯粹的、单纯的感觉是不存在的，感觉往往是以知觉的形式存在，即对事物某一方面属性的整体认识。因此，感觉可以分为感知觉，如视知觉、听知觉、嗅知觉、味知觉和肤知觉等。

（二）知觉的概念

知觉是人脑对直接作用于感觉器官的事物的整体反应。知觉是以感觉作为基础而产生的。但是，知觉并不是感觉成分简单的相加，而是对感觉所提供的信息的加工，它反映刺激所代表的意义。知觉受经验的影响，因此，对同一事物的知觉会有所不同。比如，同是一个图形，在不同的情况下，人会对它产生不同的知觉反应。

（三）感觉和知觉在婴幼儿心理发展中的作用

感觉和知觉都属于认知活动的低级形式。感觉和知觉是人生最早出现的认识过程，以后才相继出现记忆过程及与记忆相联系的表象，再进一步发展最简单的思维以及最初的想象。婴幼儿的感知主要是视、听、触、味和嗅等感觉。新生儿从出生开始，每天通过这些途径进行学习，这是人的一切心理活动产生和发展的基础，也是智力发展的基础。

1. 感知觉是个体发展中最早发生，也是最早成熟的心理过程

现代儿童心理学证明，新生儿已经具备人类的基本感觉和知觉。

2. 感知觉对婴幼儿心理发展具有重要的意义

婴幼儿通过感知觉获取周围环境的信息并适应周围环境。在人生的头一年，婴幼儿是依靠视觉、听觉、肤觉等和外界接触的。两岁以前，也是依靠从感官得来的信息对周围世界做出反应。

3. 婴幼儿感知觉的发展不是被动的过程，而是主动的、积极的、有选择性的心理过程

婴幼儿的感知觉是对周围环境信息的察觉、组织、综合及解释。

 二、0~3岁婴幼儿感觉的发展

（一）视觉的发展

视觉是婴幼儿获得外界信息的渠道之一。哺乳动物刚生下的幼崽是看不到东西的，几天以后才睁开眼睛，而健康的新生儿，出生后就有了看的能力。他们从睁开眼睛开始，就通过视觉认识外界环境，探索环境的变化。

1. 视觉敏度

视觉敏度是指精确地辨别细致物体或处于具有一定距离的物体的能力，也就是发觉一定对象在体积和形状上最小差异的能力，即通常所说的视力。

新生儿最佳视距在20厘米左右，相当于母亲抱着孩子喂奶时，两人脸对脸之间的距离。出生24小时的新生儿的视力只有成人的13%，其后开始稳定发展。国内有研究指出：1~2岁，视力为0.5~0.6；3岁，视力可达1.0；4~5岁后，视力趋于稳定。国外也有资料表明，10岁儿童视觉敏度有显著的增长。年龄更大一些，会发生晶状体弹性降低的现象。

2. 颜色视觉

颜色视觉是指区别颜色细致差别的能力，又称辨色能力。婴儿出生15天就具有颜色辨别能力，3~4个月婴幼儿的颜色辨别能力就基本上趋近成熟水平。

3. 视觉追踪

出生12~48小时的新生儿中有75%的新生儿可追视移动的红环。在自然条件下，当新生儿在安静觉醒的时候，母亲把他抱成半卧的姿势，让他的脸朝正前方，这时父亲拿着一个颜色鲜艳的红球在新生儿眼前、正中间的位置慢慢地颤动，来逗引新生儿。新生儿的目光能够慢慢地跟着红球移动。如果红球从中线的位置向新生儿脸部的上前方移动，新生儿有时也会轻微地抬起头来，眼睛向上移动，视线追随红球。

4. 视觉集中

研究发现，出生3周婴幼儿的视线开始集中到物体上，理想的视焦点是距眼睛约26厘米处。

5. 对光的察觉

出生24~96小时的新生儿就能察觉光的闪烁。正是由于婴幼儿会对光进行追踪，因此

如果灯光固定呈现在婴幼儿的某一方位，就会导致婴幼儿斜视。因此，灯光的位置应尽量在婴幼儿的后上方。此外，应该避免帽子等物品长期遮挡婴幼儿的视觉，以免光线剥夺而导致弱视的发生。

视觉的发展是在外界刺激不断作用下反复练习的结果。在养育孩子的时候，成人应该创造条件，比如在床头挂些色彩鲜艳的玩具，在室内布置一些画面简单而鲜明的图画等，使孩子得到练习的机会。成人可以通过以下途径促进婴幼儿的视觉发展：

（1）追寻物体练习。用有声玩具吸引婴幼儿转头寻找发声玩具，每日训练2~3次，每次3~5分钟，以拓宽婴幼儿的视觉广度。

（2）颜色感知练习。让婴幼儿多看各种颜色的图画、玩具及物品，并告诉婴幼儿物体的名称和颜色，可使婴幼儿对颜色认知发展过程大大提前。

（3）手眼协调练习。婴幼儿视觉敏感度迅速发展的时期主要在半岁以前。可选择一些大小不一的玩具或物体，从大到小，让婴幼儿用手抓握注视，然后放在桌上吸引婴幼儿注视。还可训练婴幼儿注视远近距离不等的物体，以促进其视力的发展。

（二）听觉的发展

出生后3个月内，婴幼儿听觉的发展主要是皮层下脑干各级听觉中枢的反射性听觉反应。3个月后，由于外周和中枢各级听觉系统迅速发育，有意义的听觉活动逐渐发展。6个月的婴幼儿能够敏感地识别母亲的声音。7个月以后，婴幼儿听觉的发展主要与语言发展联系起来。随着年龄的增长，特别是在学习语言、接触音乐环境和接受听觉训练的过程中，婴幼儿的听觉会迅速发展。儿童的听觉阈限值逐渐降低。

1. 听觉辨别的能力
出生第一天的新生儿已有听觉反应。新生儿不仅能听到声音，还能区分声音的高低、强弱、品质和持续时间。新生儿喜欢听柔和的、高音调的声音。

2. 语音感知
婴幼儿对人的语音的感知能力十分敏感，对母亲的声音尤为偏爱。

3. 音乐感知
婴幼儿偏爱轻松优美的音乐曲调。6个月以前的婴幼儿已经能够辨别音乐的旋律和曲调。

4. 视听协调能力
新生儿就有听觉定位能力，表现为视听协调活动能力。

0~3岁婴幼儿的听觉感受性有很大的个别差异；儿童的听力随年龄的增长而不断提高；成年以后，听力逐渐有所降低。因此要把握好婴幼儿听觉发展特点，有针对性地从以下方面进行训练：

（1）方位听觉练习：吸引婴幼儿寻找前后左右不同方位、不同距离的发声源，以刺激婴幼儿方位觉能力的发展。

（2）区分语调训练：根据不同情景，使用不同语调、表情，使婴幼儿逐渐能够感受到语言中不同的感情成分，逐渐提高对语言的区别能力。

（3）让婴幼儿从周围环境中直接接触各种声音（如音乐等），可提高对不同频率、强度、音色声音的识别能力。

（三）触觉的发展

触觉在学前儿童认识世界中占有的地位比成人重要。特别是两岁前，婴幼儿往往依靠触觉认识世界。婴幼儿碰到物体就要抓，而且往往会把抓在手里的东西送到嘴里。

触觉对婴幼儿感官的发展有着非常重要的作用和意义。丰富的触觉对婴幼儿智力以及情绪的发展有着极其显著的影响。良好的触觉刺激是婴幼儿成长过程中不可或缺的要素，因为这是婴幼儿，尤其是新生儿认识世界的主要方式。触觉在儿童的人际关系形成中也起着重要作用。婴幼儿更多通过身体的接触建立依恋关系。婴幼儿喜欢依偎在母亲的怀里。当代医学提倡母乳喂养，婴幼儿出生后，给他喂母乳，不仅是营养问题，而且要通过和母体接触，满足婴幼儿的情感需要。

婴幼儿从出生时起就有触觉反应。许多天生的无条件反射也都有触觉参加，如吸吮反射、防御反射、抓握反射等。在生活中常常可以见到：尿布湿了，新生儿哭闹，这也是触觉的表现。

婴儿出生后，奶头或别的东西放进孩子嘴里，婴儿就会产生吸吮反射，这种口腔触觉是本能。口腔触觉探索作为探索手段早于手的触觉探索。对物体的触觉探索最早是通过口腔活动进行的。

当婴幼儿的手的触觉探索活动发展起来以后，口腔的触觉探索逐渐退居次要地位。但是在婴幼儿满周岁之前，口腔触觉仍然是认识物体的重要手段。可以说，在相当长的一段时间内，婴幼儿仍然以口腔的触觉探索作为手的触觉探索的补充。比如，6个月以后的婴幼儿看见了东西，往往会抓住并放进嘴里；1~2岁的婴幼儿，在地上捡起一些物体，也要往嘴里送。成人嫌脏，会阻止他。但婴幼儿还是这样做，因为这是他这个年龄的一种探索方式。这种特点应该引起成人的思考，用什么样的办法，既可以保护和培养婴幼儿最初的探索精神，又可以保证他的身体健康。

手的触觉是通过触觉认识外界的主要渠道。换句话说，触觉探索主要通过手来进行。

眼手协调动作的出现，即视觉和手的触觉协调活动的出现，是出生前半年婴幼儿认知发展的重要里程碑，也是手的真正触觉探索的开始。大约出现在出生后5个月。

眼手（视触）协调出现的主要标志是伸手能够抓到东西。这种动作的产生，表明婴幼儿知觉的发展达到了：

第一，能够知觉到物体的位置——主要是视觉；

第二，能够知觉到手的位置——主要是动觉；

第三，视觉能够指导手的触觉活动。

视触协调出现之前，婴幼儿看见物体时，手臂肌肉会有所反应，手臂跟着视觉的方向移动，但不能把手伸出去抓物。也就是说，婴幼儿有抓的动机，但是抓不到目标。这与婴幼儿还不能控制自己的手有关。当婴幼儿的手进入视觉范围时，婴幼儿把视觉指向自己的手，他看到了手，才去注视物体，不能同时去看手和物体。常常可以看见婴幼儿的手在视觉目标周围打转，只是抓不住物体。此后，婴幼儿往往是先把手伸进视觉范围，用视觉检查手的位置，然后用视觉把手送到物体（目标）所在之处，这就是用视觉指导手的活动。

积极主动地进行触觉探索，是在 7 个月左右。当婴幼儿学会了眼手协调之后，就逐渐会用手去摆弄物体，把东西握在手里，挤它或把它转来转去。再大一些的婴幼儿，能够用双手去转动物体，而且动作都有视觉相伴随。这时婴幼儿还可以从多个角度认识物体，视触觉协调真正起到探索的作用。

5~6 个月的婴幼儿，不仅出现视觉和触觉的协调活动，还出现听觉和触觉的协调活动。有实验研究表明，让婴幼儿坐在黑暗的房间里，他们能够在看不见玩具的前提下只凭玩具发出的响声，伸手去抓住玩具。研究表明，5~6 个月的婴幼儿，其听觉对手的指导甚至比视觉记忆还准确。

为了发展婴幼儿的触觉，以及触觉与视觉、听觉的协调，成人应为婴幼儿准备各种能够用手抓住并摆弄的玩具，特别是能够发出声响的玩具。

（四）味觉、嗅觉和肤觉的发展

出生以后，人最先出现的是皮肤觉（包括触觉、痛觉、温觉和冷觉）、嗅觉和味觉。因为这些感觉是自我保护和认识世界的基础，对维持婴幼儿生命具有直接的生物学意义。

1. 味觉的发展

味觉是新生儿出生时最发达的感觉。新生儿对不同的味觉刺激已经有不同的反应：对甜的东西发生吸吮运动，表现出愉快的面部表情，以及出现特殊的舔嘴咂舌运动；对苦、酸、咸的物质会有不安的表情，如皱眉闭眼或抽搐地闭嘴，有时还出现恶心动作或呕吐。

婴幼儿对味觉上的差异比较敏感，遇到与习惯的滋味有区别的食物，能立刻辨别出来。例如，吃惯了母乳的婴幼儿不愿意吃牛乳。3 个月的婴儿对各种主要味觉物质的溶液能精确分化，1 岁以内的婴幼儿还能精确分化同一味道的不同浓度。

对于婴幼儿来说，味觉虽然是与生俱来的，但是同样需要后天的训练才能变得更加敏感。味觉训练的主要目的是让婴幼儿熟悉和辨别各种味道，并通过刺激其味蕾提高味觉的灵敏度。味觉功能如果发育不健全，就会影响婴幼儿的饮食营养。例如，有些婴幼儿会因为味觉功能发育不健全而出现拒绝吃固体食物的现象，这样就极容易造成婴幼儿进食的食物种类单一，进而造成其口部肌肉发育不良。如果婴幼儿不能很好地控制口部肌肉以及舌头的协调运动的话，就会影响其说话，如说话很晚或口齿不清，这不仅影响婴幼儿语言能力的培养及提高，也会在一定程度上对其将来的发展产生障碍和消极影响。

婴幼儿时期是婴幼儿口味偏爱形成的关键时期。母乳以及牛乳是他们最主要的食物，因此，奶类的食物此时最适合他们。

2. 嗅觉的发展

新生儿能对有气味的物质发出各种反应：面部表情，不规则的深呼吸，脉搏加强，打喷嚏，头躲开，四肢和全身不安宁动作等。第 2 个月月末和第 3 个月内，婴儿已经能够对两种不同的气味进行分化，但还不稳定。到第 4 个月时，嗅觉的分化才比较稳定。

3. 肤觉的发展

新生儿的皮肤对刺激物的敏感程度已经和成人差不多。

新生儿的触觉高度发达。皮肤各部分受到刺激会发生不同的反应。其中特别敏感的是嘴唇、手掌、脚掌、前额和眼睑等部位。

新生儿的冷觉和温觉也比较发达。对冷和热的感受非常敏感。如果奶瓶里的奶或水过冷或过热，洗澡水过冷或过热，都会有反应。研究指出，3个月的婴儿能对温度为33℃和31.5℃的水有明显的分化。

在保育工作中，应当考虑婴幼儿皮肤觉条件反射的形成。不小心和动作粗鲁都将形成婴幼儿消极的肤觉条件反射，不但令他不舒服、不愉快，也会给护理增加难度，比如不愿意洗澡或洗脸等。

 ## 三、0~3岁婴幼儿知觉的发展

婴幼儿的知觉发生较晚。婴幼儿出生后4~5个月才出现手眼协调动作，这是最早出现的知觉形式。知觉是观察力的萌芽。婴幼儿3~4月时出现形状知觉，24个月时有整体知觉，能把外显的和部分被遮蔽的物体看成同一物体。1岁末开始有浅表的空间和时间知觉；3~4岁才能辨别上、下，前、后，昨天、今天和明天，早晨和晚上等。

（一）时间知觉的发展

婴幼儿最早的时间知觉主要依靠生理上的变化产生对时间的条件反射，也就是人们常说的"生物钟"。例如，婴幼儿到了吃奶的时候，会自己醒来或哭喊，这就是婴幼儿对吃奶时间的条件反射。以后逐渐学习借助某种生活经验（生活作息制度、有规律的生活事件等）和环境信息（自然界的变化等，如婴幼儿知道"天黑了，就是晚上"，"太阳升起来就是早晨"等）反映时间。学前晚期，在教育影响下，儿童开始有意识地借助计时工具或其他反映时间流程的媒介认识时间。但由于时间具有抽象性，婴幼儿时间知觉的发展比较困难，水平不高。

（二）方位知觉的发展

新生儿出生后就有听觉定位能力。婴幼儿出生后，已经能够对来自左边的声音向左侧看或转头，对来自右边的声音向右侧转。也就是说，虽然婴幼儿两耳之间的距离比成人短，声音到达两只耳朵的时间差比成人小。但是，婴幼儿已有听觉定位能力。

婴幼儿方位知觉的发展主要表现在对上下、前后、左右方位的辨别。据研究，2~3岁的婴幼儿能辨别上下。婴幼儿先学会分辨上下，然后学会分辨前后，最后才学会分辨左右。

总之，婴幼儿期是个体感知觉发展的最重要时期，更是对婴幼儿感知能力发展进行干预和训练最宝贵的时期。

 ## 四、0~3岁婴幼儿感知觉训练范例

（一）听觉训练范例

1. 感知音乐。

适宜年龄：1~3岁

活动方法：让婴幼儿仰面躺着，播放音乐给他听。随着音乐的节奏，要求婴幼儿

上下移动他们的手臂，也可以随着慢节奏的音乐轻轻翻动婴幼儿的身体。训练者还可以抱着婴幼儿轻轻哼唱、随着音乐舞蹈。

建议：请注意音乐播放的音量，突发的高声音乐会吓到婴幼儿。

2. 追踪声源。

适宜年龄：3~12个月

练习时间：10分钟左右

活动方法：准备一些会发声、带响的玩具（如拨浪鼓、八音盒、橡皮捏响玩具等）吸引婴幼儿转动头部和眼睛去寻找声源，转动角度最大可至180°。在婴幼儿会爬行以后，可以把会发声的玩具（如声光球、八音盒等）藏在隐蔽处，让婴幼儿根据声音，判断声源方向，把玩具找出来。

3. 熟悉各种声音。

适宜年龄：12个月

活动方法：在各种自然环境中进行。无论是在给婴幼儿喂奶、洗澡还是换尿布，都要用温柔、亲切、富有变化的语调告诉婴幼儿正在做什么。经常把婴幼儿抱起来，面对面地与他说话；当婴幼儿躺着的时候，以他为中心从不同的角度温柔地呼唤他的名字。

告诉婴幼儿家里的电话的声音、洗衣机的声音、闹钟的声音。带婴幼儿外出散步时，可指给他狗叫、鸟鸣、汽车的喇叭声等各种自然界和户外的声音。

（二）视觉训练范例

1. 视觉刺激。

适宜年龄：6个月

活动方法：

（1）剪出三角形、正方形和圆形等简单图形，悬挂在婴幼儿视力所及的范围内，逗引婴幼儿看。

（2）选择色彩鲜艳的物品，如小气球、花布头等，每天定时挂起来。间隔几天后更换品种。

2. 追视游戏。

适合年龄：3~12个月

活动方法：教育者手持一根系着红色小球（直径约10厘米）的绸带，放在婴幼儿眼前30厘米的地方，让婴幼儿能注视这个红色小球，然后从左到右、从近到远或呈环形缓缓移动，让婴幼儿的视线能追随小球。

在注视追随的过程中，婴幼儿会做出各种反应（如伸手去触摸或抓握，笑等），对此要给予鼓励。

3. 看图画说话。

适宜年龄：3~12个月

活动方法：选择图画或画报上颜色鲜艳、只有一个主题、版面大的画片，贴在墙上，抱着婴幼儿去看，并用语言告诉他画面的内容。

（三）触觉训练范例

1. 皮肤按摩。

适宜年龄：3 岁

按摩程序从头部开始，接着是脸、手臂和手、胸部、腹部、腿和脚，然后是背部。

2. 接触自然。

适宜年龄：3 岁

在家中，可以让婴幼儿触摸不同质地的日常物品。带婴幼儿外出时，让婴幼儿触摸柔嫩的花瓣、粗糙的树皮、湿润的树叶、磨砂的石柱、光滑的金属招牌、硬硬的石头；下雨时，可让婴幼儿伸出手去感受冰凉的雨水。

3. 双人滚翻。

适宜年龄：1~2 岁

活动方法：训练者和婴幼儿一起躺在床上，并抱在一起滚动，或者训练者可以趴在床上，将双脚伸直当障碍物，婴幼儿自行侧滚到训练者身边，再滚过训练者的身体。可角色互换，让训练者轻滚过婴幼儿的身体。这样可以增加婴幼儿触觉神经的发展。

4. 搓珠子。

适宜年龄：1~3 岁

游戏方法：准备不同质地的珠子，如玻璃珠、木珠子、鹅卵石等。让婴幼儿坐在小椅子上，帮助他双脚不停地在装有珠子的盆内来回搓动。

游戏注意点：活动中要注意避免婴幼儿去咬、吞食这些珠子，如发现情况要及时阻止。

 五、0~3 岁婴幼儿的感觉统合与感觉统合失调

（一）基本概念

1. 感觉统合

感觉统合这一理论是由美国南加州大学临床心理学专家爱尔丝博士于 1972 年提出的。所谓感觉统合，是指人的大脑将从各种感觉器官传来的感觉信息进行多次分析、综合处理，并做出正确的应答，使个体在外界环境的刺激中和谐有效地运作。

任何婴幼儿都必须经过感觉学习，大脑才能有效地发展出完整的思考能力，产生自发自动的学习效果。因此，感觉统合是婴幼儿现在和将来认知学习的基础。

2. 感觉统合失调

感觉统合失调是指外部的感觉刺激信号无法在儿童的大脑神经系统进行有效的组合，而使机体不能和谐的运作，久而久之形成各种障碍最终影响身心健康。"婴幼儿感觉统合失调"意味着婴幼儿的大脑对身体各器官失去了控制和组合的能力，这将会在不同程度上削弱婴幼儿的认知能力与适应能力，从而推迟婴幼儿的社会化进程。现代化都市家庭中，感觉统合失调的婴幼儿高达 85% 以上，其中约有 30% 的婴幼儿为重度感统失调。

（二）感觉统合失调的类型

1. 视觉统合失调

在阅读时出现阅读困难（漏字窜行、翻错页码），在生活上常常丢三落四，生活无规律。

2. 听觉统合失调

注意力不集中、多动；平时有人喊他，他也不在意，好像与他无关。

3. 触觉统合失调

主要是因为触觉神经和外界环境协调不佳，从而影响大脑对外界的认知和应变，即触觉敏感（防御过当）或触觉迟钝（防御过弱）。有触觉敏感的婴幼儿，表现出对外界的新刺激适应性弱，所以喜欢处于熟悉的环境和动作中，如喜欢保持原样和有重复语言、重复动作；有触觉迟钝的婴幼儿则反应慢，如有拖拉行为、动作不灵活、笨手笨脚、大脑的分辨能力弱、人情冷漠的问题。

4. 平衡统合失调

在学习和生活中，常常观测距离不准、协调能力差。观测距离不准，会使婴幼儿无法正确掌握方向；协调能力差，会让婴幼儿手脚笨拙，常撞倒东西或跌倒。

5. 本体感统合失调

动作协调能力差，笨手笨脚；语言表达能力差；缺乏自信、消极退缩，不敢表现自己。如会在体育活动中动作不协调，不会跳绳、拍球等；音乐活动中发音不准，如走调、五音不全等；甚至与人交谈、上课发言时会口吃等。

（三）感觉统合失调的原因

1. 先天因素

（1）母亲在孕期工作紧张忙碌、压力过大、焦虑，运动不够，家务劳动过多或姿势不佳，导致胎位不正等情况，进而影响胎儿对平衡的学习，重力感不足。

（2）母亲在孕期被动吸烟、饮酒、喝浓茶或咖啡等，引起胎盘血管萎缩，影响胎儿营养摄入，从而影响胎儿脑神经发育，导致出生后感觉发育不良。

（3）早产、剖腹产的婴幼儿由于受产道挤压不足而影响出生后关节、触觉等方面的感觉学习不足。

2. 环境因素

（1）父母对婴幼儿保护过度、娇宠溺爱，造成婴幼儿操作能力欠缺。

（2）都市家庭小型化生活造成空间狭小、爬行不足、缺少运动或集体活动等。

（3）过早用学步车，造成前庭平衡及头部支撑力不足。

（4）父母太忙碌，造成婴幼儿右脑感觉刺激不足。

（5）父母要求太多、管教太严，产生拔苗助长的挫折。

（6）洁癖症母亲或保姆造成婴幼儿触觉刺激缺乏及活动不足。

（7）延误矫正，造成婴幼儿自信不足和不良习惯的定型。

（四）感觉统合失调的练习与游戏范例

如果婴幼儿已出现感觉统合失调的迹象，就必须进行专门的检查和训练。

1. 平衡统合失调的练习和游戏范例

前庭功能失调的主要症状:好动不安;注意力不集中;平衡能力差;虽然已经看到了桌椅、门墙等"障碍物"，却仍然会撞到。

前庭平衡觉训练器材:圆筒、平衡踩踏车、按摩大龙球、滑梯、平衡台、晃动独木桥、袋鼠袋、圆形滑车、独脚椅、大陀螺、脚步器、竖抱筒。

【前庭平衡功能练习和游戏】

（1）摇摆毛巾。

游戏材料:一块大毛巾。

游戏方法和过程:用一块大毛巾把婴幼儿包在里面，由训练者和家长各拉一头，左右或上下拉动毛巾，使婴幼儿随着毛巾摆动。同时可以让婴幼儿拿着小球，一边摆动一边向固定目标投球。

（2）上下斜坡爬行。

游戏目的:使前庭平衡系统得到充分的训练。

游戏场地:上下斜坡。

游戏方法和过程:在有上下斜坡的地方爬行，每爬一步，身体就会感受到一次地心引力的变化。

2. 触觉过分敏感的练习和游戏范例

触觉过分敏感的主要症状:偏食、挑食，不爱吃菜;喜欢吃手或咬手指甲;情绪不稳定，爱发脾气;胆小、怕黑;特别缠人或容易紧张、退缩;对小伤、小痛特别敏感。

触觉训练器材有:按摩球、波波池、平衡触觉板。

【触觉练习和游戏】

（1）梳头游戏。

游戏目的:帮助婴幼儿锻炼手指的精细动作能力，并了解自身的形象。

游戏物品:各种梳子。

游戏方法和过程:用梳子的尖端刺激婴幼儿的头皮，并顺势梳头;也可以让婴幼儿自己梳。

（2）麻布刷身游戏。

游戏材料:麻布、毛巾、海绵、软刷子。

游戏方法和过程:用麻布以中等力度刷婴幼儿的手臂、前胸、后背、足部。一边刷，一边讲故事或唱歌给婴幼儿听。如果没有麻布，也可以用毛巾、海绵、软刷子等代替。

（3）抓痒游戏。

游戏方法和过程:让婴幼儿躺在床或沙发上，用手抓挠其腋下、胸口，并根据婴幼儿的反应来控制力量的大小和刺激的强弱。如果在抓挠那些经常会被别人碰触的部位时，婴幼儿也有强烈的反应，那么就要经常和婴幼儿玩这个游戏。

（4）毛巾卷。

游戏材料：毛巾卷。

游戏方法和过程：找一条略微粗糙的大毛巾，将婴幼儿整个卷起来，然后轻轻滚动或下压毛巾卷，或者用双手轻轻抱紧婴幼儿，强化身体各部位的触觉感受。

（5）垫上游戏。

游戏材料：地毯一条。

游戏方法和过程：让婴幼儿躺在地毯上，双手抱头，然后向左右两个方向滚动，还可以练习前滚翻和后滚翻，这对发展婴幼儿的触觉、动作平衡、协调性都很有帮助。

3. 本体感失调的练习和游戏范例

本体感就是人对于自己的运动状态和空间位置的感觉。比如：头部是否能感觉到弯曲或者直立；胳膊是否能够感觉到外伸或者内展。本体感训练主要强化固有平衡、触觉、大小肌肉双侧协调，灵活身体运动能力、健全左右脑均衡发展。

训练器材：跳床、平衡木、晃动独木桥、滑板、S形垂直平衡木、S形水平平衡木、圆形平衡板。

【本体感练习和游戏】

（1）花式拍球游戏。

游戏物品：一个皮球。

游戏方法和过程：给婴幼儿一个皮球，练习各种拍球方法。比如，对3岁左右的婴幼儿，可以训练分别用左手和右手拍球，球类游戏能增强婴幼儿精细肌肉、粗大肌肉的协调性、灵活性以及反应速度，也能训练注意力和手眼协调能力。

（2）前仰后合。

游戏目的：锻炼婴幼儿的本体感觉和身体柔韧性。

游戏内容：轻轻扶住婴幼儿的腰，帮助他慢慢地往后仰，并逐渐向下，直至他的双手撑地。停留片刻，身体成弓字形或者彩虹式。叮嘱婴幼儿用手和腿的力量来支撑自己，然后再帮他慢慢起身。

（3）翻筋斗。

游戏目的：锻炼婴幼儿的本体感觉和肢体柔韧性。

游戏材料：一个松软的垫子。

游戏内容：让婴幼儿在垫子上面自由地翻筋斗，前翻、后翻都可以；也可以让婴幼儿在后翻的过程中停留一会儿，保持上体在下、腿在上的弯曲姿势片刻。

（4）小滑板。

游戏目的：锻炼婴幼儿的本体感觉、触觉和身体协调性。

游戏材料：一块方形板，大约可以将婴幼儿脖子以下、腰以上的躯干平放在滑板面上，下附 4 个轮子，可以前后左右行进、退后，并能做 360° 回转。

　　游戏内容：婴幼儿以俯卧或仰卧姿势，趴或躺在小滑板上，头部抬高，用两只手撑地前后左右地滑动；也可以让婴幼儿躺在滑板上，以背部为重心，颈、手、脚举起向上，在手和脚可以够得到的位置架上一条绳索。婴幼儿可以用手和脚同时钩住绳索，以仰身的姿势向前慢慢滑动。

|||||||||| 第三节　0~3岁婴幼儿言语的发展与教育 ||||||||||

　　言语是双向的互动过程，包括对语言的接受（感知、理解）和发出。言语活动不是生来就有的，而是后天逐步发展的。言语发生的过程大约经历一年的时间，即在整个婴儿期都是言语的发生期，1~3岁是幼儿言语迅速发展的时期。婴幼儿言语的发展，主要是口语的发展，口语的发展则要掌握语音、词汇和语法。

 一、0~3岁婴幼儿言语的发展特点

（一）婴幼儿言语发展的阶段

1. 语言准备阶段（出生~1岁）

婴幼儿出生后的第一声啼哭，是最早的发音，也是今后语言发展的基础。语言的准备包括语言产生（发出语音和说出最初的词）和理解两方面的准备，又称为前语言阶段。

2. 理解语言阶段（1~1.5岁）

这一阶段对成人语言的理解能力迅速发展。当1岁左右婴幼儿说出第一批具有概括性意义的词的时候，也就标志着婴幼儿开始进入正式学说话的阶段。

3. 表达语言阶段（1.5~3岁）

这个阶段是婴幼儿语言发展的飞跃时期，又称为语言发展的突发期。1.5~2岁时婴幼儿已能说简单句，但不完整，前后词序颠倒。2~3岁是口头语言发展的关键期，婴幼儿掌握了简单句和部分复合句，对说和听都有高度的积极性。

（二）婴幼儿言语发展的年龄特点

1. 0~1岁

其特点为发声练习和对词语的理解。

（1）0~3个月：简单音节阶段（咕咕声）。

新生儿会用哭声作为手段，表示他的身体状态或想引起别人的注意，是一种消极的声音表示，如饿、冷、热、湿、"寂寞"等。

2~3个月开始有积极状态的声音，已经能主动发出笑声，并与成人进行应答，发出类似元音的声音，它们被称为咕咕声（cooling）（啊、哦、噢）。哭声开始和一定的意义相联系（对哭声的理解）。会出现对铃声的眨眼、微笑等表情。

0~3个月婴幼儿的语言教育：

①创造条件，诱导孩子发出声音（不要怕孩子哭）；

②用各种语音和声音刺激婴幼儿；

③多拥抱、抚摸婴幼儿，和婴幼儿进行面对面的沟通和交流。婴幼儿一开始就是喜欢交流的。

（2）4~7个月：连续音节阶段（牙牙语）。

4~5个月时能无所指的发出ma，ba的声音。出现重复的、持续的音节，如ba—ba ba—ba、da—da、ma—ma ma—ma、nannananna等，但无任何实际意义。

能辨别一些语调、语气和音色的变化，但不理解语义内容。如辨别"宝宝你好"（愉快的、冷淡的、恼怒的），饿了或尿湿的时候，听到"来了、来了"等语调，哭声会变小或停止。

4个月的婴幼儿对"躲猫猫"的互换游戏很敏感，对有组织地"躲猫猫"互换比无组织的互换微笑更多。这是婴幼儿开始练习与人类交谈的轮流模式。

4~7个月婴幼儿语言教育：

牙牙语要进一步发展，婴幼儿必须能够听到人类说话，如果婴幼儿听力受损，那么婴幼儿的语言就会严重延迟。父母或者主要养育者对婴幼儿这一阶段的语言应答，会促使婴幼儿发出更多的牙牙语。

①坚持语言刺激，多和婴幼儿说话，动作伴随语言；如边换尿布边说"豆豆尿湿了，换换尿布就舒服了"；

②用强化、鼓励等方法诱导婴幼儿发音；

③用动作、实物配合法，建立语音和实体之间的联系（用言语指导孩子的行动，如穿衣服时让孩子"伸胳膊、伸腿"）；

④开展语言游戏（"虫虫飞"、"躲猫猫"、"拍手"、指认物体等游戏）。

（3）8~12个月。

8~9个月时能把自己的动作与成人说的词义联系起来，可以听懂和理解别人的说话，但还不会表达。成人说"欢迎"，婴幼儿会拍手。

10~12个月时婴幼儿会有意识发出第一个单词，开始开口说话，出现第一个（批）有意义的单词。最早的单词通常指向重要的人（妈妈、爸爸）、运动的物体（球、汽车、猫）、熟悉的行动（再见、拍手）或者是熟悉的行动后果（脏、热、湿）等。

真正发出语音，是一种发音的有意识运动，是后天学习得来的。掌握语音还要把发出的音与词所代表的事物结合起来。1岁前，婴幼儿只是出现发出语音和学话的萌芽，能够真正说出的词很少。

8~12个月婴幼儿的语言教育：

①提供丰富的语言环境；

②鼓励婴幼儿掌握新的语音，并反复练习强化；

③开展早期阅读，初步培养婴幼儿良好的阅读习惯。

2. 1~2 岁

由于婴幼儿学会走、跑、抓、握等动作，同外界接触面日益扩大，有了向别人表达意愿和感情的需要，因此学说话时积极、主动。

（1）单音重复（重叠音）：如"饭饭""车车""兔兔""排排"。

（2）以音代物。用声音代表物体名称：如"笛笛"（车）"汪汪"（狗）"喵喵"（猫）"铃铃"（自行车）。

（3）以词代句，一词多义。不会说连贯句子，就用词代句，如"妈妈"再配上伸手动作，代表"妈妈抱抱我"。"凳凳"或"排排"代表要坐。

（4）2 岁左右时，能说简单语句。如"妈妈抱抱""宝宝走走"。

（5）消极词汇发展迅速，积极词汇有所增加。消极词汇是指婴幼儿能够理解但是还不能说出的词汇，积极词汇是指婴幼儿不仅能够理解还能够说出的词汇。许多日常生活中的词汇，婴幼儿听得懂，但说不出。叫他去取或指出都可做到，但不太会用语言表达。

一般地说 1 岁前语音发展缓慢，1~1 岁半发展较快，到 1 岁 9 个月语音发展基本成熟，但发音不流利，不够准确。应该注意的是，婴幼儿语言发展的个别差异较大。

1~2 岁婴幼儿的语言教育：

①日常交流中，有意识使用不同的词汇来表达相同或相近的意思。帮助婴幼儿掌握新词，扩大词汇量（量大质优）；

②开展多种形式的语言游戏（词语接龙游戏、"传声筒"游戏、"打电话"）；

③培养婴幼儿早期阅读兴趣，通过阅读来扩充词汇；

④通过文学欣赏丰富婴幼儿的词汇，经常讲故事对婴幼儿的语言发展有很大帮助；

⑤多到户外活动，引导婴幼儿观察周围环境，鼓励他们把看到的东西说出来，同时成人可以对婴幼儿的语言进行修正和补充。

3. 2~3 岁

2 岁以后，婴幼儿在运用语言和词汇方面取得显著进步，到 3 岁时能与周围的人进行较为自由的交谈。

（1）语音基本正确，少数音还发不好。

（2）出现完整句子，逐渐学会用 3~6 个单词组成完整的句子。

（3）在手势的帮助下，会用语言描述简单事情。

（4）开始学习倾听别人说话，来表述自己的意思。

2~3 岁婴幼儿的语言教育：

①丰富婴幼儿的语言学习环境，提供丰富的经验，让婴幼儿多听、多看、多说；

②帮助婴幼儿使用正确的语言。如开展语言教学游戏（传话的听音游戏、练习发音的游戏、购物的连词游戏等）；

③鼓励同伴之间的相互交流；

④多进行亲子阅读和故事欣赏。

1. 从语言的本质和功能看

语言作为人类最重要的交际工具，可以用来表达思想感情，保留和传递信息；语言作为一种思维工具，对人的认识过程和认识结果也具有非常重要的影响。

2. 从婴幼儿身心发展的特点看

0~3岁婴幼儿正处于语言发展的关键期。一方面，因婴幼儿的语音、词汇、语法，以及言语交际和言语调节能力等均处于"蓄势待发"的阶段，只需要提供适宜的环境和教育条件，他们的各方面语言能力就可以迅速发展；另一方面，剥夺早期语言的例子说明，如果在婴幼儿期没有获得适宜的语言教育，那么他的语言发展方面可能发生无法弥补的缺陷。

3. 从婴幼儿语言教育的作用看

语言能力开发对婴幼儿及其将来的语言发展、认知发展以及社会性发展等都将产生积极的作用。可以说，婴幼儿语言能力的开发对促进婴幼儿全面发展具有非常重要的意义。

（1）培养正确听音，能感知语言，模仿发音，说出词汇、句子。
（2）能倾听他人的讲话，有听说能力。
（3）学说普通话，能用语言表达自己的想法。
（4）乐意听故事，看图书，有初步的欣赏和表述能力。

（一）语言能力开发的方法

婴幼儿语言能力开发的方法，实质上是教育者为发展婴幼儿的语言能力创设条件、提供机会，在与人、物、环境、材料等交互作用过程中，学习语言，使用语言。

一般的方法有：示范模仿法、视听讲做结合法、游戏法、表演法、练习法等。

1. 示范模仿法

示范模仿法是指育婴师通过自身的规范化语言，为婴幼儿提供语言学习的样板，让婴幼儿始终在良好的语言环境中自然地模仿学习，有时也可让语言发展较好的同伴来为其做示范。

2. 视听讲做结合法

视是指提供具体形象的语言教育辅助材料，让婴幼儿充分地运用视觉感知。

听是指用语言描述、启发、引导、暗示、示范等，让婴幼儿充分地运用听觉感知。

讲是指婴幼儿在感知、理解的基础上，充分地表述个人的认识。

做是指给婴幼儿提供一定的想象空间，通过婴幼儿的参与或亲自独立地活动与操作，连贯、完整、富有创造性地进行语言表述。

3. 游戏法

游戏法是指运用有规则的游戏，训练婴幼儿正确发音、丰富词汇和学习句式的一种方法。根据婴幼儿语言能力发展的特点和个体差异，选择和编制游戏，使婴幼儿在轻松、愉快、有兴趣的活动中进行强化训练。

4. 表演法

表演法是指在成人的指导下，婴幼儿学习表演文学作品以提高口语表达能力的一种方法。

在婴幼儿熟练朗读儿歌、诗歌的基础上，进行故事表演。

指导婴幼儿进行朗诵和表演；或在婴幼儿理解故事内容、熟悉人物角色和对话的基础上，和婴幼儿一起运用语言、动作等扮演角色。

5. 练习法

练习法是指有意识地让婴幼儿多次使用同一个言语因素（如语音、词汇、句子等）或训练婴幼儿某方面技能技巧的一种方法。在婴幼儿语言教育中口头练习是大量的，练习方式应生动活泼，形式应变换多样，以调动婴幼儿练习的兴趣。

（二）婴幼儿语言能力开发的活动

1. 亲子阅读

亲子阅读，又称"亲子共读"，就是以书为媒，以阅读为纽带，让婴幼儿和家长共同分享多种形式的阅读过程。亲子阅读是婴幼儿和家长及其他看护人一起看、一起读、一起演绘本（即图画故事书）的活动过程。通过共读，父母与孩子共同学习，一同成长；通过共读，为父母创造与孩子沟通的机会，分享读书的感动和乐趣；通过共读，可以带给孩子欢喜、智慧、希望、勇气、热情和信心。

亲子阅读是刺激婴幼儿全面发展的重要手段。阅读并不是要等到儿童上学后、甚至识字后才能开始的，而是越早开始越好。从出生后，即可开始阅读的历程。

（1）亲子阅读的意义。

0~3岁婴幼儿和家长进行亲子共读，与其说是一个学习知识的过程，不如说是一个婴幼儿与家长共同游戏的活动。亲子阅读是一项综合性的活动，能够促进婴幼儿的全面发展。其目的不只是让婴幼儿探索世界和学习知识，也是培养阅读乐趣和阅读习惯，增进父母和婴幼儿之间的感情交流。而在阅读过程中，婴幼儿的语言能力、认识水平、个性品质、生活习惯、精细动作等也在不知不觉中得到发展。

①亲子阅读帮助婴幼儿探索世界。

图书是人类认识世界的一个重要窗口。由于活动范围小、生活经历少，婴幼儿的知识经验相对缺乏，而图书则扩展了婴幼儿的活动空间和时间，将婴幼儿带入一个比现实生活更丰富的世界。在图书这个浓缩的世界中，婴幼儿能够认识更多的事物，丰富生活经验，从而达到拓展视野、学习更多知识、提高想象力和创造力的目的。

②亲子阅读有助于提高婴幼儿的语言能力。

0~3岁是婴幼儿语言学习的关键时期。阅读是0~3岁婴幼儿学习语言的重要途径。家长与婴幼儿一起阅读，围绕绘本的内容，开展一系列的对话过程，能够刺激婴幼儿的语言发展，有助于提高婴幼儿的倾听、理解和表达的能力。

③亲子阅读使婴幼儿感受看书的乐趣，从而养成阅读的习惯。

在阅读时，让婴幼儿感到快乐是非常重要的。家长要营造一种轻松、愉快的氛围，及时表扬婴幼儿，让婴幼儿从阅读中体验到愉悦感和成就感。只有感到快乐，婴幼儿才会喜欢阅读、愿意阅读、坚持阅读，并养成阅读习惯。

④亲子阅读有助于增进亲子感情。

亲子阅读是一个让婴幼儿感受爱、享受爱的过程。阅读时，有家长的陪伴，婴幼儿能够感到家长的亲情，家长也能感到婴幼儿与自己的亲密。这种亲密的气氛有助于形成良好的亲子关系。

⑤亲子阅读有助于婴幼儿养成良好的个性品质和生活习惯。

良好的个性品质（比如自信、乐观、探索精神、坚强意志等），以及良好的生活习惯（比如早睡早起、吃饭不挑食、不乱丢东西等）是婴幼儿3岁前需要培养的重要内容，这对婴幼儿今后的健康成长至关重要。绘本以润物细无声的方式影响婴幼儿，促进婴幼儿养成良好的个性品质和生活习惯。

（2）亲子阅读图书的选择。

选择图书，首先要根据0~3岁婴幼儿的年龄特点选择；其次选择的图书要注意主题单一，情节简单，篇幅要大，色彩鲜艳，形象真实、准确；再次选择的图书纸张要厚一些、光滑一些，便于婴幼儿自己翻书，年龄小的婴幼儿可以提供布制的图书，婴幼儿阅读时会更安全。可以先选择单张图片开始阅读，然后选择左右页为一幅完整图案的书来阅读，再选择左右页各为一幅图案的书来阅读，接下去选择一页中上下为两幅图案的书来阅读。

① 0~1岁。

书的材质坚固，如布或无毒塑料制成的"撕不烂的书"，而且这类书容易清洗和消毒。

书应该满足孩子翻书的动作，在阅读中发展孩子的精细动作，激发孩子阅读的兴趣和参与性。

书页色彩明亮，背景单纯。宝宝比较喜欢简单、清晰、色彩鲜艳的图书。尤其是有大幅图案、动植物的图片和娃娃笑脸的图书，最受青睐。

文字应该具有韵律感，念起来朗朗上口，富有节奏感。文字简短而富有韵律的图书最能有效提高婴幼儿的语言发展水平。

② 1~2岁。

富有趣味的玩具书；语句重复、文字简短押韵；开始介绍纸页书；图文能充分配合，如图画较多的儿歌童谣或有着简单情节的童话书。

③ 2~3岁。

书的主题与生活经验相关；故事情节简单而重复；介绍概念的图画书，如日常规范、方位概念等启发教导性的图书；参与动脑和动手的智力图书，也是应该为婴幼儿准备的。

（3）家长指导阅读策略。

①提前备课。让孩子读书之前，家长先用心读一读，感受文图带来的乐趣，这样才可

能把阅读的乐趣带给孩子。家长甚至可以预演一下，怎么读才更有意思。家长应该认识到，给婴幼儿读书不是一件可以马虎的事情，需要认真对待。

②固定阅读时间。安排固定的时间和婴幼儿一起进入美妙的阅读时光，并尝试使之成为习惯。不必强求每次阅读的持续时间，专注而热情地读10分钟绘本也能在婴幼儿脑海里留下深刻印象。

③声情并茂地朗读。为婴幼儿朗读时，语速不要太快，最好改变自己的声调来扮演角色，表情要尽量夸张。在关键时刻或有悬疑时，压低声音，慢下来，可以让婴幼儿全神贯注。

④可以边玩边读。对于小一点的或是坐不住的婴幼儿，家长完全可以一边让婴幼儿玩，一边为他们朗读。也可以让婴幼儿翻书玩，必要时指点一二。刚开始阅读时，没必要非按次序一页一页地读，甚至没必要看完整本书。书对于小一点的婴幼儿来说只是玩具，家长要做的是帮助婴幼儿发现书的乐趣。

在阅读中，家长应当尊重婴幼儿，努力营造一种温暖、快乐、轻松的氛围，让婴幼儿知道读书是一件非常快乐和幸福的事情。在开展亲子阅读时，应遵循以下四条原则：

第一，不强迫。

作为一种游戏，亲子阅读应当是婴幼儿自愿进行的活动，在阅读中，成人不能根据自己的想法和意愿来要求婴幼儿。尊重婴幼儿的意愿，才能使婴幼儿对读书感兴趣。

比如，在选择图书时，家长应当尊重婴幼儿的兴趣，让婴幼儿自己去挑选喜欢的书；当婴幼儿玩得起劲而不愿意读书时，家长不要逼着他去看书；当婴幼儿不愿意自己讲书中的故事时，家长也不要强迫他。当婴幼儿几页几页地翻书时，家长不必强求他们像成人一样一页一页地翻书；如果婴幼儿不愿意按顺序一页一页地看书，不能坚持听完整个故事，家长也不必强求；当婴幼儿翻到某一页停下来看的时候，家长可以和婴幼儿一起讨论这页图上的内容。

1岁半以下的婴幼儿喜欢把书倒着拿，家长不必坚持纠正。因为此时他们对图书的上下方向还没有明确的认识。此时重要的是让书成为婴幼儿喜欢玩和愿意玩的玩具，使其对书产生兴趣。

第二，不干涉。

在阅读时，婴幼儿常常出现一些不被家长理解的做法和想法。尽管有些做法让家长很头疼、不符合成人的标准，家长都应该尊重婴幼儿，不要过多干涉。比如，1岁以内的婴幼儿喜欢撕书、咬书，家长不用担心，不用去干涉或阻止婴幼儿。这一时期的婴幼儿是用嘴和手来探索世界的，家长可以选择不易撕坏的布书、硬纸书等作为亲子读物；还有的婴幼儿总是坚持把图上的一种事物说成另一种事物，比如，把狐狸说成是小狗。其实，随着婴幼儿的长大，他们自然能将两种事物区分开来。因此，家长不必刻意纠正，而是要尊重婴幼儿的想法，保护婴幼儿的阅读兴趣。

第三，渐进性。

由于儿童的大脑、智力、认识都是一个不断发展的过程，亲子阅读要根据婴幼儿的发展水平，循序渐进地进行。

年龄较小的婴幼儿对单张图更感兴趣，还不能关注到图之间的联系和故事的情节。家长要从给婴幼儿读／讨论单张图开始，逐渐过渡到讲故事，再到演故事和编故事。对于2岁以内的婴幼儿，家长不必要求婴幼儿听完整个故事，可以先从讨论图片开始，并在讨论中结合婴幼儿的生活经验。

婴幼儿的语言是从听别人说话发展到自己说话。因而先从听成人讲故事或图片内容开始，到婴幼儿自己说出一些词语，再到说出整句话，慢慢地由简单到复杂。

在阅读中，可以由家长说半句，婴幼儿接下半句。从家长逐渐过渡到婴幼儿，逐渐提高婴幼儿的阅读水平。

第四，综合性。

亲子阅读不只是一项学习活动，也是一项游戏活动。在阅读中，婴幼儿不仅仅获得了知识，更重要的是，他们的认识、语言、身体动作、情感和社会性等都得到了充分的发展。亲子阅读能够促进婴幼儿的全面发展。

阅读的活动要丰富，不应该局限于看图、讲故事。婴幼儿翻书、摸书、画书、与家长讨论图书内容、表演故事、编故事等都是阅读活动。应综合运用这些活动来开展亲子阅读。

2. 学说普通话

普通话是以北京语音为标准音，以北方话为基础方言，以典范的现代白话文作为语法规范的国家通用语。在通常情况下，婴幼儿已能用方言进行日常交往，但其发音和语调与普通话相差甚远（个别语系方言除外），因此，普通话是婴幼儿语言学习的内容之一。

以普通话语音为标准，对方言与普通话的发音和声调有差别的字词，进行重点辨音和发音训练。学习用普通话交谈、回答问题、朗诵儿歌、讲故事等。

3. 看图讲话

不同年龄的婴幼儿，阅读图书的重点不同。年龄小时，重点是发音、节奏等；年龄稍大一些时，重点是感知画面、理解故事；年龄再大一些时，重点是掌握词语、句子，学着说出故事大意。

和婴幼儿一起看图片，问婴幼儿："图片上有谁？在什么地方？它们在干什么？"

注意引导婴幼儿安静地倾听问话，尽可能完整回答；针对婴幼儿的回答和问话做出积极的回答；在交谈中注意听说轮换；要有耐心的把谈话延续下去。

4. 欣赏与表演

和婴幼儿一起欣赏优美的故事等文学作品以及作品中的歌声、乐曲、童话歌舞剧，感受优美悦耳的音乐与节奏，用有适度的动作、表情或跟唱来激发婴幼儿的兴趣。讲述中，可根据故事的情节升高或降低语调，表达出故事中不同角色的语音语气，如兔妈妈和小兔的不同语气，小熊、小猴、小鸡的不同语气，白雪公主和七个小矮人的不同语气等；选用象声词，如汽车嘟嘟嘟地开来了；变化不同的表情，把故事中人物的喜怒哀乐等情绪反映在脸上，并用眼神表演，使自己的情绪随情节的发展而变化。如讲到小兔伤心地哭了，要表现出伤心哭泣的样子。

婴幼儿喜欢边唱边做动作，可以在表演中加入简短的语句，将唱歌、说话和表演结合起来。

例如歌曲《两只老虎》，在唱过后，把歌词单独拿出来和婴幼儿一句一句对白，也可以改编或者表演。

5. 语言游戏

（1）接话游戏。创编一些接话的情景和游戏，如"小鸟飞，飞——飞——飞——，宝宝也会飞，飞——飞——飞——。""小鸡叽叽叽叫，宝宝也会叽叽叽叫。"让婴幼儿接话"飞""叽叽叽叫"。

接话游戏可以增加难度，如"天亮了，起床了；天黑了，开灯了；下雨了，撑雨伞"。不断寻找接话的内容编成游戏让婴幼儿学。

（2）问答游戏。家长了解婴幼儿喜爱的物品和爱好或者感兴趣的话题，变成一问一答的儿歌，与婴幼儿进行游戏。话题的内容可以随意改变，鼓励婴幼儿说出他们掌握的事物。还可以通过一问一答，让婴幼儿学说"长""短""大""小"等反义词等。

【案例】　宝宝爱吃……

宝宝乖，爱吃什么？吃青菜。

宝宝乖，爱吃什么？吃萝卜。

宝宝乖，爱吃什么？吃西瓜。

宝宝乖，爱吃什么？吃饼干。

【案例】　谁的尾巴

谁的尾巴长？小马尾巴长。谁的尾巴短？兔子尾巴短。

谁的尾巴大？松鼠尾巴大。谁的尾巴小？小鹿尾巴小。

6. 念儿歌

教婴幼儿念儿歌一般包括示范朗读、理解内容、教读和练习三个环节。家长可以通过多种方法，如运用图片、情景表演、木偶（玩具）表演等形式帮助婴幼儿理解儿歌内容。开始教婴幼儿念儿歌，家长要较高声地念，婴幼儿跟读，然后家长逐渐压低自己的声音，或只在重点句、难句带读一下即可。婴幼儿有时对儿歌中的个别词句不理解，只是随声附和、信口背诵，这是正常现象。

（三）婴幼儿语言能力开发中的保育工作

1. 保护婴幼儿的嗓音，说话不大声喊叫

2. 注意用眼卫生

阅读活动中，图片或书与眼的距离保持在30~35厘米，时间不宜太长；注意光线要柔和，尽量利用自然光，不在太阳光直射下进行。

3. 安排相对固定的语言练习时间

根据婴幼儿的年龄、语言学习活动的兴趣，确定每次进行的时段、次数和时间：在婴幼儿睡醒、吃饱、精神愉悦的时候进行，时间段最好在上午9：00—10：00，下午3：00左右。每天练习次数一般可1~2次，时间5~15分钟。

（四）婴幼儿语言开发游戏指导范例

1. 0~8个月婴幼儿语言游戏指导范例

（1）妈妈的悄悄话。

方法：

①喂奶是宝宝与妈妈沟通的最佳时机。妈妈应在宝宝吸奶时，跟他亲切地说："好吃吗？要多吃点喔！……"宝宝听到妈妈温柔的声音，会自然而然产生愉悦的感觉。

②当宝宝睡觉醒来时，轻柔地对宝宝说"悄悄"话，如"啊！宝宝（最好是宝宝的乳名）醒来了，睡得很香吧，梦见妈妈了吗……"最好是面对面看着宝宝的眼睛说话。

③当宝宝尿便后，边给宝宝换尿布，边轻轻地对宝宝说："尿布湿了，不舒服了，××真乖，知道告诉妈妈了。"

指导：

将妈妈的声音和宝宝的舒适感联系起来，很容易引起宝宝的关注和愉快体验；同时，给宝宝储存正确的语音信息，使宝宝感知语言信息。

（2）快快听。

方法：

游戏时，妈妈将脸移近宝宝。让宝宝集中注意听妈妈的声音："××，妈妈在叫你。""宝宝，爸爸来了。""宝宝，你的名字叫×××。"妈妈还可学着发出各种声音，如咳嗽、咂嘴、吹口哨等。"我学小猫，喵喵喵。我学小狗，汪汪汪"，模拟各种动物的声音，或者拉着宝宝的手拍一拍，并用嘴巴"配音"，激发宝宝的愉快体验。

指导：

游戏时，声音不宜太大，只要宝宝能听到就可以了。另外，可配有相应活泼丰富的表情以吸引宝宝的注意；还可给宝宝念儿歌，使宝宝熟悉日常生活中的声音，储存大量正确的语音信息。

（3）妈妈的眼睛……

方法：

游戏时，妈妈把脸挨近宝宝的脸，并轻轻将宝宝的手放在妈妈脸上，摸妈妈脸上的各部位，一边轻轻有节奏地说："这是妈妈的眼睛，这是妈妈的鼻子，这是妈妈的嘴巴。妈妈的嘴巴会说话，听听妈妈的声音，摸摸妈妈的嘴巴。"妈妈一边说，一边辅以相应的动作，如眨眨眼、皱皱鼻、张张嘴。然后拿一个漂亮的玩具娃娃再做一次，将话中的"妈妈"换成"娃娃"。最后，把宝宝的手放在他自己的脸上，念出各部位名称："看看××（宝宝的名字）的眼睛、摸摸××的鼻子、拍拍××的脸蛋、碰碰××的额头，××是妈妈的好宝宝。"

指导：

给宝宝用的玩具娃娃应该突出面部特征，其余部分色彩和特征应稍稍挡住，以免分散宝宝的注意力。给宝宝丰富的表情、声音刺激，增进亲子感情。

（4）谁在叫宝宝。

方法：

游戏时，妈妈一边叫着宝宝的名字或跟他说话，一边慢慢地走近他的小床。仔细看宝宝是否用眼睛追逐妈妈。如果没有，应走近他身旁，轻轻摇动头部和他说话，让宝宝熟悉妈妈的声音，离开时和宝宝说"再见！"

指导：

促进宝宝听觉的发展，为宝宝的正确发音打下基础。培养宝宝初步的辨音能力，丰富宝宝的语音信息。

（5）蜻蜓飞。

方法：

游戏时，爸爸的双手握住孩子的双手，一边帮助宝宝伸出两只食指碰一碰，一边念："蜻蜓、蜻蜓，飞飞，飞到东来，飞到西，飞到南边吃露水，露水吃不到，回来吃蚊子。"这时宝宝的两只食指相对碰两下，立刻分开，游戏重复进行。

指导：

激发宝宝有模仿游戏动作的愿望。锻炼宝宝的手指动作，培养宝宝初步的语言节奏感。

（6）金豆豆银豆豆。

方法：

游戏时，爸爸的小拇指和宝宝的小拇指钩在一起，然后有节奏地往各自身边拉，一边拉，一边念："金钩钩，银钩钩，我俩一起捡豆豆。你捡一颗金豆豆，我捡一颗银豆豆……"

指导：

游戏时，所念的儿歌可以现编，只要能合节拍就行。培养宝宝参与游戏的快乐体验，丰富宝宝的语言信息。

（7）念儿歌。

方法：

①家长抱宝宝外出时，可指着街上的汽车给宝宝念儿歌："小汽车，嘀嘀嘀；跑过来，跑过去。"也可用玩具小汽车在家中游戏。

②妈妈边念儿歌边做动作。比如，妈妈念："小白兔，白又白（拍手，节奏×××，×××），两只耳朵竖起来（用两手举在头顶上模拟耳朵并有节奏地左右摆），小白兔，白又白（拍手，×××，×××），爱吃萝卜和青菜（做吃状）。"

③妈妈举起宝宝的手，一边念儿歌，一边指着布娃娃的眼睛、头发、嘴巴，当念到"我来抱抱你"时，教宝宝用手抱住布娃娃。儿歌："布娃娃，布娃娃，大大的眼睛黑头发；张开嘴巴笑哈哈，又干净，又听话，我来抱抱你好吗，做做你的好妈妈。"

指导：

儿歌可以训练宝宝的语感和节奏感，家长应多给宝宝念儿歌，可以自编或用参考书，采用丰富而自由的形式给宝宝以训练，锻炼宝宝的各种动作。

2.9~12个月婴幼儿语言游戏指导范例

（1）"五兄弟"。

方法：

妈妈把手伸出来，分别在五个手指头上画五个小人的脸，再给他们分别取个名字，就成了五兄弟。然后活动手指，表演故事给宝宝听。

有一家住着五个兄弟，他们分别是老大（动一动大拇指）、老二（动一动食指）、老三（动一动中指）、老四（动一动无名指）、老五（动一动小指）。

这一天早晨。天已经大亮了，五个兄弟都还在睡大觉（把手指握成拳头）。公鸡说："我去叫一叫。"说着就走到他们家窗前叫"喔喔喔，天亮了，快起床——"老大听见了，他一下子就爬了起来（伸出大拇指）；接着老二也听见了，他也起床了（伸出食指）；老三伸了个懒腰（伸出中指），说："天都大亮了，该起床了"。剩下两个小弟弟还在呼呼地睡懒觉，哥哥们就去挠他们的痒痒，两个小弟弟"嘻嘻嘻、哈哈哈"地大笑，边笑边说："痒死了，痒死了！"笑着笑着也都起床了（伸出无名指和小指），五个兄弟全都起床了。

外边天气真好，兄弟们说："咱们玩捉迷藏吧！"于是老大先藏了起来（握上大拇指），接着老二也藏了起来（握上食指），老三、老四也都跑掉了，藏了起来（握上中指和无名指），剩下小弟弟一个人了，他东找找，西找找，到处都找不到哥哥们，他急了"哇"的一声哭了起来。哥哥们听到小弟弟哭了，一齐跑了出来（伸出其余的四个手指头），他们说："小弟弟，别哭了，我们都在这里呢！"小弟弟抬起头一看，看见哥哥们都在身边，一个也不少，他高兴地笑了，脸上还挂着眼泪呢！

（2）放放、拿拿。

方法：

准备一个玩具"百宝箱"。把玩具从"百宝箱"中一一取出，边取边说："放放、拿拿，拿出我的××（玩具名称）。"再将拿出来的玩具放回，边放边说："拿拿、放放，放进我的××。"

然后让宝宝模仿，父母应引导宝宝边做边说。最后，妈妈念儿歌："放放、拿拿，拿出我的小狗熊。"让宝宝听清妈妈的儿歌，拿出相应的玩具，拿出几个后，再玩"放进去"。

指导：

游戏应该在宝宝知道所玩玩具名称的前提下进行。培养宝宝理解语言的能力，训练宝宝手眼协调的动作。

（3）认识五官。

方法：

①父母边唱边拍手，引导宝宝模仿：

"眼睛在哪里呀？眼睛在这里，用手指出来，用手指出来。"

"嘴巴在哪里呀？嘴巴在这里，用手摸一摸，用手摸一摸。"

"耳朵在哪里呀？耳朵在这里，用手摸一摸，用手摸一摸。"

"眉毛在哪里呀？眉毛在这里，用手指出来，用手指出来。"

②结合语言与动作培养宝宝对身体各部位的认识，如：父母说："小头，小头，摇一摇。""小手，小手，摆一摆。"让宝宝模仿动作发音。

③父母边说边做动作，如"走""举手""摇头""鞠躬""拍手""招手"等。让宝宝模仿动作发音。

④每当宝宝拿什么或要什么时，父母应问"什么？"和"你要娃娃，对不对？"尽量让宝宝回答出有关词语，促进宝宝语言的发展。

⑤继续利用图片和实物学习语言，认识事物。如父母可引导宝宝模仿动物的叫声，模仿交通工具的声音。

指导：

此阶段的宝宝词汇量增多，语言表达能力有所提高，喜欢发音，所以此时的游戏最好以训练宝宝发音和提高语言能力为主。

（4）学叫爸爸、妈妈。

方法：

妈妈拿一样宝宝喜爱的玩具，爸爸便教宝宝："快叫妈妈，请妈妈把玩具拿来。"或者爸爸走到另一间屋，妈妈教宝宝："快叫爸爸，爸爸就回来了。"或者教宝宝："快叫爸爸，咱们去追爸爸。"或者妈妈藏起来，爸爸教宝宝："快叫妈妈，妈妈就出现了。"

指导：

家长在宝宝叫出了"爸妈"的声音后，应立即把玩具拿给宝宝，让宝宝感受到说话可带来好的效果，从而进一步激发宝宝说话的兴趣。用同样方法，还可学会叫家中的其他成员。

3. 13~16个月婴幼儿语言游戏指导范例

（1）小手指一指。

方法：

游戏时，父母边做动作边念儿歌，让宝宝也做同样的动作。

"请你跟我这样做，我就跟你这样做，小手指一指，眼睛在哪里？眼睛在这里（用手指眼睛）。""请你跟我这样做，我就跟你这样做，小手摸一摸，鼻子在哪里？鼻子在这里（用手摸鼻子）"。"请你跟我这样做，我就跟你这样做，小手指一指，耳朵在哪里？耳朵在这里（用手指耳朵）。""请你跟我这样做，我就跟你这样做，小手指一指，嘴巴在哪里？嘴巴在这里（用手指嘴巴）。""请你跟我这样做，我就跟你这样做，小手指一指，小手在哪里？小手在这里（手摇两下）。"然后慢慢地让宝宝单独做。可做各种各样的动作，让宝宝学说"伸伸手""弯弯腰""喂小猫""种种花"等短语。

指导：

游戏应尽量渲染游戏的气氛，用比较自由的形式调动宝宝的参与热情，激发宝宝想说愿说的热情。

（2）触一触。

方法：

在日常生活中，让宝宝用手摸不同质地的物体，如毛毯、桌子、玻璃、皮包、石头、真丝衣服、塑料盒、书、墙壁等，并在触摸时告诉宝宝"毛毯多柔软呀！毛茸茸的。""纱巾多光滑呀！滑滑的。""石头多硬呀！硬硬的。"等感觉。让宝宝学说表示感觉的词和短语。

指导：

在日常生活中，时刻不忘给宝宝提供积累经验的机会，促进宝宝词汇的不断丰富和量的不断增加。教宝宝认识各种物体的质地并能加以简单描绘。

（3）多彩的气球。

方法：

①和宝宝一边抛气球，一边念儿歌："红（黄、蓝）气球，红（黄、蓝）气球，轻轻抛，天上游。"让宝宝模仿着一块念，并抛气球。

②和宝宝一边拍皮球，一边念儿歌"红皮球，红皮球，轻轻一拍朝天冲"。让宝宝模仿着一块念，并拍皮球。

指导：

宝宝可借助儿歌更好地区别各种不同的颜色，如"这是红的"等，因此要丰富宝宝的词汇。

4. 17~24个月婴幼儿语言游戏指导范例

（1）游戏——学会表达。

方法：

①妈妈回家时，宝宝跑过来，张开手表示要妈妈抱，妈妈应乘机教宝宝说："要妈妈抱。"让宝宝重复一遍，再抱起宝宝，和宝宝进行简单的交谈。

②宝宝想要某个玩具时，父母教宝宝说："宝宝想要××（玩具名）了。"宝宝重复后，再给宝宝玩具。

③当宝宝想自己做事时，教宝宝说"宝宝走""宝宝吃""宝宝玩"等。

指导：

经过父母在日常生活中有意的训练，宝宝逐步增加单句的长度，为复合句的出现打下基础。训练宝宝大胆表达自己的需要，发展宝宝的语言表达能力。

（2）电话对讲。

方法：

①父母运用玩具电话示范打电话。爸爸："喂，你好，请问××（宝宝的名字）在吗？"妈妈："宝宝在我身边。宝宝快过来，爸爸给你打电话了。"宝宝听电话，妈妈教宝宝学打电话："喂，您好，我是宝宝。"反复练习几遍，让宝宝学会打电话的称呼语。

②电话铃响，让宝宝接电话，运用刚才学会的称呼语。爸爸问："喂，你好，请问宝宝在吗？"宝宝说："喂，你好，我是宝宝。"

说正确以后，让宝宝打电话。

③用"喂！请问是××的家吗？""请问，你是谁？""你有没有去公园？""阿姨要去你家，你希望阿姨带苹果还是玩具给你呢？""告诉我你家的电话号码？"等一些问题来训练宝宝打电话的应对能力，增强宝宝对事物的理解能力，帮助宝宝发展说话的技巧。

指导：

当宝宝渐渐习惯了富有变化的对话后，可教宝宝使用真的电话打给爷爷奶奶或是其他的小朋友。训练宝宝的简单对话能力；培养宝宝的交往能力。

5. 24~36 个月婴幼儿语言游戏指导范例

（1）自我介绍。

方法：

①妈妈手拿青蛙玩具，模仿青蛙的声音说："我是大青蛙，鼓鼓的眼睛白肚皮，整天爱唱呱呱呱。"接着爸爸自我介绍："我叫×××，高高的个子胖胖的脸，爱吃青椒和鸡蛋。"告诉宝宝自我介绍时，先讲自己的名字，再讲外貌特征，最后介绍自己的爱好。

②让宝宝给父母介绍他所熟悉的玩具猫，先用提问的方式，问："这个叫×××，它的眼睛是怎样的？它的毛是什么颜色？它是怎样叫的？"帮助宝宝表达，然后让宝宝完整地说一遍。

③让宝宝介绍自己。"我叫×××，××的脸，××的头，我爱……"根据宝宝的话，给宝宝以适当的引导。父母可以根据宝宝的描述，给宝宝画像，以引起宝宝的兴趣。

④随便给宝宝一样物品，用提问的方式先帮宝宝熟悉用词，如"它是什么？""它的形状是什么样？""它的颜色是什么？""它的用途是什么？"让宝宝描绘物体的基本特征。

指导：

在引导宝宝作自我介绍时，首先教给宝宝自我介绍的顺序，再教给他自我介绍的内容。训练宝宝学会自我介绍，锻炼宝宝的语言表达能力。

（2）读儿歌。

方法：

在报纸杂志以及儿童读物上都刊登有各种各样的儿歌，父母可以根据宝宝的具体情况来选择，也可以自己编一些儿歌，里面用上宝宝的名字。

下面这首儿歌《太阳公公》，如果把"宝宝"一词换成宝宝的名字，效果就会更好。

太阳公公起得早，
他怕宝宝睡懒觉，
爬上窗户瞧一瞧，
咦，宝宝不见了，
宝宝正在院子里，
一二三四做早操，
太阳公公眯眯笑，
宝宝是个好宝宝。

知识拓展

什么是语言发育迟缓

发育迟缓是指在生长发育过程中出现速度放慢或是顺序异常等现象。语言发育迟缓的宝宝在与同龄孩子相比，在语言方面发育水平明显滞后。宝宝在9个月的时候，都会咿咿呀呀地模仿大人说话，但是有的宝宝语言发育比较落后，到10个月时还不能咿呀学语，发音也不清晰。如果家长在宝宝发育迟缓的早期发现症状，须及早进行干预训练。

语言发育迟缓的症状：

（1）过了说话的年龄仍不会说话，说话晚或很晚；

（2）开始说话后，语言理解困难和遵循指令困难，回答问题反应差；

（3）虽然会说话，交流技能低，只会用单词交流，不会用句子表达；

（4）词汇和语法应用均低于同龄儿童。

语言发育障碍会带来的危害：

（1）影响孩子后期智商开发；

（2）影响孩子的学习能力；

（3）影响孩子的社交能力。

导致语言发育迟缓的主要原因：

（1）从生理病因方面讲，智力上有缺陷的孩子可能会出现说话晚或不会说话，但是，并不是说孩子说话晚或不会说话一定是智力有缺陷。如果一个孩子多方面发展都明显落后于正常孩子，那家长就要考虑孩子是否是智力上有缺陷。临床上一般诊断为弱智、痴呆或智力低下等。另外，如果孩子的听力本身有问题，或声带、发音器官不正常，也会导致孩子无法正常发音。

（2）从心理原因方面讲，如果父母在教育孩子的方法上，经常打骂、冷落孩子，或是在孩子面前经常吵架、父母离异等，都会给孩子的心理造成严重的影响，使孩子的说话能力受到压抑，这也会导致孩子语言发育落后。临床上一般诊断为自闭症、情感障碍等。

改编自《中国优生与遗传杂志》2009年01期

0~3岁婴幼儿亲子阅读的方法建议

年龄段	婴幼儿与书	亲子阅读的方法建议
0~6个月	6个月内，会看、摸书和图片； 1~4个月，会注视绘本和图片，1~3个月的儿童特别喜欢黑白颜色的图片； 从2个月开始，眼睛能够追随图片的移动； 4~6个月，会触摸书	给婴幼儿看图片或绘本（1~3个月看黑白图案，4~6个月看彩色图案），图片距离婴幼儿20~30厘米，当婴幼儿精力不集中时换一张图。 从2个月起，将图片放在距离婴幼儿20~30厘米处，当婴幼儿开始注意时，缓慢移动图片，直到婴幼儿不再看为止。 为4~6个月的婴幼儿选择不同质地的书，比如布书、硬纸书，或者选择一些里面有不同质地材料的图书，让儿童通过触摸，感受不同的质地
6~12个月	6个月左右，会用咬、啃的方式来探索书； 6~9个月，用嘴、手等感官以及拍、打的方式来探索书； 9个月后，开始认识到书与一般玩具的不同； 对单张图上的内容感兴趣，会用动作或声音来回应书上的内容	选择不容易撕坏的、有探索特点的布书或硬纸书等。比如，有的是布书，有的书里有不同质地的材料，有的书上的"鸡蛋"翻开能看见里面藏有"小鸡"等，方便婴幼儿在阅读过程中不断感受和探索。 帮助婴幼儿或者和婴幼儿一起完成翻书动作。 和婴幼儿一起翻看色彩鲜艳、形象鲜明的图（每幅图上只有一个或两个角色，且图较大；颜色种类较少，且以红、黄、蓝、绿等基本色为主；图像轮廓突出），边看边念一些句子简单、不断重复、简短的儿歌给婴幼儿听。 给婴幼儿看单张图的时候，可以结合婴幼儿熟悉的日常生活，一起讨论图上的内容，并观察婴幼儿的身体动作、表情等反应。 阅读的书不需要多，关键在于简单重复
1~2岁	学会走路，会拿书和翻书，阅读时更为主动； 会自己去拿书，要求家长给自己读书； 喜欢自己翻书，用自己的方式念书； 能从阅读中学会很多词，喜欢反复使用这些词； 听到事物的名称后，能指向对应的图或实物； 喜欢重复家长读到的词； 当一本书听了很多次之后，能在家长念到一半时，说出接下来的内容	1岁的前几个月，重点为婴幼儿选择不容易撕坏的、有探索特点的硬纸书和玩具书。 阅读时，与婴幼儿玩下列游戏： 家长说事物的名称，请婴幼儿指认对应的图或实物； 请婴幼儿重复家长读过的词； 对于婴幼儿熟悉的图，家长说一半，请婴幼儿接着说剩下的词/短句； 连续读多幅图，向婴幼儿讲解故事情节，但不强求婴幼儿听完整个故事，也不强求婴幼儿了解全部故事情节

年龄段	婴幼儿与书	亲子阅读的方法建议
2~3岁	阅读的注意时间越来越长： 可以坐着听家长念完一本文字较多的故事书； 在听了很多次之后，还可以一边听家长念，一边在该翻页的时候翻页 对"书"有更多的认识： 能正确地拿书； 知道书有封面和封底； 知道有写故事和画故事的人； 开始理解情节简单的故事； 喜欢重复读一本书或几本书 对故事的情节和书上的文字有更多的认识： 开始注意到书上的文字，了解家长念的故事是从文字而来的； 知道文字的书写有方向性； 知道每个字都有对应的意思和发音； 对于熟悉的绘本，可以背出书中的内容； 会纠正家长不小心漏掉或说错的部分； 想知道自己背诵的部分在书中的位置； 在书上指认生活中经常遇到的字	阅读故事前，向婴幼儿介绍封面图画的内容，介绍写故事和画故事的人。 在阅读时向婴幼儿提问（请婴幼儿说出事物的名称，发生了什么事，有什么样的感受，猜测接下来会发生什么等）。 与婴幼儿讨论某张图上的细节。 结合婴幼儿的日常生活，与婴幼儿讨论书中主角的情绪和想法。 为婴幼儿读故事情节，但不必坚持从头念到尾。 连续几天为婴幼儿读同一本书或几本书。 为婴幼儿读儿歌或童谣。 结合婴幼儿熟悉的事物，帮助婴幼儿理解抽象的概念，例如类别、颜色、形状、空间、数字、反义词等

特别提示：

（1）1岁内的婴幼儿注意力集中的时间很短，不必要求在阅读时婴幼儿能够跟住家长。家长要跟着婴幼儿的兴趣走。

（2）3岁内的婴幼儿喜欢读情节简单、内容重复的故事。

（3）婴幼儿喜欢重复读同一本书，在重复中不断学习，并获得成就感。家长对婴幼儿的要求应有足够的耐心。

（4）亲子阅读并不只是家长读、孩子听的过程，而是家长和婴幼儿围绕绘本内容进行充分的互动，可以是就绘本的内容进行问答，也可以是编故事、演故事等。

第四节 0~3岁婴幼儿注意的发展与教育

注意，平时多被称为注意力。它是婴幼儿认识世界的第一道大门，是感知觉、记忆、学习和思维等不可缺乏的先决条件。一般来说，婴幼儿注意力好，学习效果就好，能力提高也快。

一、注意在婴幼儿心理发展中的作用

第一，注意能使婴幼儿从环境中接受更多的信息。

第二，注意能使婴幼儿发现环境的变化，从而使他们及时调整自己的动作，并为应付外来刺激预备新的动作，同时把精力集中于新的状况。

第三，注意能使感知的信息进入长时记忆系统，使婴幼儿记东西快而牢。通常来讲，注意发展水平高的婴幼儿，其记忆发展水平也高。

第四，婴幼儿行动的坚持性和注意是密不可分的，婴幼儿只有在集中注意时才能坚持某一行动。

二、0~3岁婴幼儿注意的发展特点

心理学家研究发现，注意不是独立的心理过程，而是感觉、知觉、记忆、思维等心理过程的一种共同特征。它分为有意注意和无意注意。有意注意是有目的的、需要意志控制的注意。无意注意是没有预定的目的，也不需要意志努力的注意。总的来说，3岁前的婴幼儿以无意注意为主，但同时0~3岁这个期间也是由无意注意向有意注意发展的关键时期。

（一）新生儿注意发展的特点

从出生之日起，婴幼儿就具备了一定的注意能力，在觉醒状态时可因周围环境中巨响、强光等刺激而产生无条件的定向反射。概括说来，新生儿注意的特征主要表现在以下两个方面：

1. 出现注意的最初形态——定向性注意

新生儿大部分时间处于睡眠状态，觉醒的时间非常短暂。通过对大量观察材料的统计分析可知，除吃奶时间外，90%的新生儿觉醒状态每次持续不到10分钟。新生儿这种觉醒时间极短暂的特点，具有重要的意义。它有利于维护新生儿的生存，保护尚未成熟的神经系统免受过多的刺激。但是与此同时，它也在客观上限制了新生儿注意、记忆和学习等活动的发展。

研究表明，当婴幼儿处于适宜的觉醒状态时，外来的新刺激或环境中特别明显的刺激会引起婴幼儿的全身反应。这种反应被称为定向反射。定向反射表现为新刺激所引起的复合反应，包括血流、心率、汗腺分泌、胃的收缩和分泌、瞳孔扩大、脑电变化等。定向反射所表现出的上述变化是研究注意时极其重要的指标。这是因为：第一，定向反射是婴幼

儿心理活动的外部表现，而婴幼儿可测定的行为表现极少；第二，对这些生理指标可以直接测量、不需用语言报告，而婴幼儿是没有能力用语言报告自己的心理内部活动状态的。

定向反射性注意在新生儿期出现，在婴幼儿期较明显，在成人中也常可以观察到，是无意注意的最初形态。

2. 对刺激物表现出一定的选择性反应——选择性注意的萌芽

由于研究方法和技术手段的限制，人们难以觉察新生儿和婴儿相对短暂而微弱的心理反应，因而长期以来，人们对新生儿的注意及其他心理活动水平估计偏低。近30年来，研究方法和手段不断改进与完善，对新生儿的注意等心理活动开展了一系列研究，积累了许多新的材料。这些材料也有力说明了过去人们对新生儿的不了解和对其潜力的估计不足。

范兹（Fantz）等人用视觉偏爱法进行研究发现，新生儿的注视（注意）有以下表现：

第一，对成形的图形的注视时间比对不成形的杂乱的刺激点或线条的注视时间更长。

第二，对简单明了的图形更加偏爱。

第三，对人脸的注意多于对其他事物的注意。

这表明新生儿已能对刺激物表现出一定的选择性反应，也就是说，此时选择性注意已经萌芽了。

新生儿听觉刺激也会引起注意活动，听觉空间定位会影响新生儿的注视。新生儿往往倾向于注视声音刺激所指示的方位，而不是视觉刺激所指示的方位。

（二）0~1岁婴儿注意发展的特点

出生后第1年，婴儿清醒的时间不断延长，觉醒状态也较有规律。这时期的注意发展迅速。

2~4个月：婴儿由于条件反射的出现，已能比较集中地注意人的脸和声音，看到色彩鲜艳的图像时，能比较安静地注视片刻，但时间很短。除了强烈的外界刺激，凡是能直接满足婴儿需要或与满足需要相关的事物都能引起他们的注意，如奶瓶、妈妈等。

5~6个月：婴儿能比较持久地注意一个物体，但注意极不稳定，对一个现象集中注意只能保持几秒钟。

7~8个月：婴儿开始对周围色彩鲜明、有声、能活动的物体产生较稳定的注意，这是有意注意的萌芽。

1岁左右：有意注意出现了，但这种处于萌芽阶段的有意注意是极不稳定的。此时，婴儿能凝视成人手中的表超过15秒。

总体来说，1岁前婴幼儿注意的发展主要表现在注意选择性的发展上。其基本特征如下：

1. 注意的选择性带有规律性的倾向

婴幼儿注意的选择性带有规律性的倾向。这些倾向主要表现在视觉方面，因而也称为视觉偏好。众多研究发现，婴幼儿注意的选择性有如下主要特点：

第一，偏好复杂的刺激物。

第二，偏好曲线多于直线。

第三，偏好不规则的模式多于规则的模式。

第四，偏好密度大的轮廓多于密度小的轮廓。

第五，偏好集中的刺激物多于分散的刺激物。

第六，偏好对称的刺激物多于不对称的刺激物。

2．注意选择性的发展趋势

沙拉帕切克（Salapatak，1975）的研究指出：3个月的婴儿对简单几何形体的注意有如下两个明显的发展趋势：

（1）从注意局部轮廓到注意较全面的轮廓。

新生儿在注意（注视）简单的形体时，把焦点集中在形体外周单一的突出的特征上，比如方形的边，三角形的角。而3个月婴儿的注意则已经比较全面。

（2）从注意形体外周到注意形体的内部成分。

新生儿在注视某个形体时，如果该形体既有外部成分，又有内部成分，他很少去注意其内部成分，注意倾向于外部轮廓。可是2个月的婴儿就发生了变化，开始有规则地注意形体的内部成分。

婴幼儿用很少的时间去注视人脸，即使注视人脸，也主要注视脸的边缘，所以他们不能分辨不同人的脸。

婴幼儿偏好复杂的刺激物，而且这种偏好有其发展过程。对6周和11周婴幼儿的研究表明，较大的婴幼儿比较小的婴幼儿更多注意复杂的模式。对3~14周婴幼儿的视觉偏好进行的纵向研究也说明，较大婴幼儿对复杂性不断增加的格子模式的偏好呈直线式增长。婴幼儿的年龄越大，注意复杂（包含多种成分的）刺激物及其细节的时间越长。

3．经验在注意活动中开始起作用

3个月以后的婴幼儿，生理成熟对他的注意的制约作用已经不像以前那么重要，经验开始对婴幼儿的注意起作用。6个月以后，婴幼儿对熟悉的事物更加注意。这在社会性方面更为突出，比如，婴幼儿对母亲特别注意。

（三）1~3岁婴幼儿注意发展的特点

1岁以后，婴幼儿对"客体永久性"的认识日趋成熟，表象开始发生，开始逐步掌握言语，记忆和模仿能力迅速发展，这一系列认知能力的发展促使婴幼儿早期注意进一步发展。这一时期婴幼儿注意的发展特征如下：

1．注意的发展和"客体永久性"的认识密不可分

儿童注意的发展和皮亚杰所提出的"客体永久性"的认识分不开。"永久性客体"是指儿童脱离了对物体的感知而仍然相信该物体持续存在的意识。如和婴儿做"藏猫儿"游戏时，你藏起来，不见了，他还用眼睛到处寻找。

根据皮亚杰所提出的儿童认识发展的阶段，儿童从出生到1岁半注意的发展可以分为以下六个阶段：

（1）出生~2个月。

婴幼儿能看着一个客体，但是当客体移出他的视线时，他不会去追踪。

（2）2~4个月。

客体移动时，婴幼儿能够跟踪，甚至客体到了屏幕后面时，他也会继续追踪，会把视线移向屏幕边缘，预期在那里可以看到客体出现。但是，如果一个完全不同的客体从屏幕后面出现，他毫不在乎。他只是根据客体的运动来辨认一个活动的客体。如果客体不再出现，他表示惊讶。由于他根据客体的运动来辨认客体，因此他把一个先前在移动、后来又停止的客体看成两个不同的客体。如果客体恢复原状，他会认为是另外的客体。如果客体向反方向移动，他不会去跟踪，而继续看着原来的方向，希望当它在通常的位置停止时能够抓住它。即使客体处于他的另外一个方向，他也会熟视无睹。

（3）4~6个月。

婴幼儿能拾起一个物体，除非这个物体被一块布盖着，但是他还不能理解的是，一个被遮盖的物体仍然存在。当遮盖物拿开后，物体不见了，他感到惊讶。他能够把位置和运动协调起来。如果一个移动着的客体停止了，他会停止跟踪并处于停止状态。同样，他能跟随一个移动的客体，不论它向哪个方位移动。

（4）6~12个月。

婴幼儿能够寻找在一块布下面的客体，但是如果布下面的客体被移到对面，他仍然看着那块被放回原处的平平的布的下方，然而他知道物体可以从一处移到另一处，也知道放在一起的两个相同的客体不是同一个客体。

（5）12~15个月。

婴幼儿能够找到先后藏在两个位置的一个客体，但是只有当他看见藏的动作时才能找到，如果他没有看见藏的动作就找不到。

（6）15~18个月。

婴幼儿能找到不论在什么情况下藏起来的客体。他已经掌握了一个规律：两个客体不能同时处于同一位置，除非一个藏在另一个里面。

2. 注意的发展开始受表象的影响

表象是指物体不在眼前时，其特征在人头脑中的反应。1岁半~2岁婴幼儿的表象开始发生。由于表象的出现，婴幼儿的注意开始受表象的直接影响。当眼前事物和已有表象或事实与期待之间出现矛盾或较大差距时，婴幼儿会产生最大的注意。研究指出，1岁以后婴幼儿的注意一般不再表现出心率减速的变化。然而在一个对2岁婴幼儿的实验中，半数以上的被试者在看见幻灯片中一个女人把自己的头拿在手里时，表现出明显的心率减速，产生了最集中的注意。

3. 注意的发展开始受言语的支配

1岁以后，婴幼儿能说出具有最初概括性意义的真正的词，标志着言语的初步形成。在1~3岁期间，无论婴幼儿掌握了"单词句""双词句"或完整句的哪种水平，语词作为第二信号系统的刺激物都具有代表某些事物、动作、要求、陈述、命令等概括性含义。因此，言语活动不仅能够引起婴幼儿的注意，而且能够支配婴幼儿注意的选择性。比如，当婴幼儿听到别人说出某个物体的名称时，不论它的物理强度如何、是否是新异刺激、是否能直接满足婴幼儿机体的需要，他便把注意指向这个物体。

言语的发生发展使婴幼儿注意的事物又增加了一个重要而广阔的领域。1岁半以后，婴幼儿开始能够集中注意玩玩具、看图片、念儿歌、听故事、看电视电影等，为婴幼儿的记忆和学习活动提供了更为广阔、新颖和丰富的认知世界。

4.注意的时间延长，注意的事物增加

总的来说，3岁前婴幼儿注意的时间很短，注意的事物不多。3岁左右，开始对周围新鲜事物表现出更多的兴趣，能集中15~20分钟来做一件事，有意注意进一步发展，但还是以无意注意为主。

2岁以后，婴幼儿在活动中注意的时间逐渐延长，注意的事物逐渐增多，范围也越来越广。例如，已能注意到爸爸买菜、妈妈做饭、姐姐洗衣服等周围人们的活动。

2岁半~3岁，婴幼儿注意集中的时间有所延长，最多能集中注意20~30分钟。比如，对适合其年龄特点的动画片，基本上能够坚持看完，而且注意到的事物更多。

由于活动能力的增长，生活范围的扩大，3岁婴幼儿开始对周围更多的事物产生兴趣。这个时候的婴幼儿有意注意有所发展，逐渐能按照成人提出的要求完成一些简单的任务。

三、0~3岁婴幼儿注意力的培养

（一）婴幼儿注意力容易分散的原因

0~3岁婴幼儿对手上的玩具或从事的活动缺乏注意力，注意力容易分散，原因是多方面的。对于3岁以前的孩子，不能过分苛求孩子保持很长时间的注意力，父母应先分析孩子缺乏注意力的原因，然后以平和的心态、科学的方法，逐步有针对性地培养孩子的注意力。

1.无关刺激过多

婴幼儿注意的特点是无意注意占优势，经常容易被新颖的、活动的、对比强烈的刺激物所吸引，而婴幼儿注意分散的根源就是注意被无关刺激影响。如每次提供的玩具过多、活动房间布置太繁杂、周围环境太喧闹、教育者着装太奇异等都会使婴幼儿分心。

2.疲劳或健康状况不佳

由于婴幼儿神经系统的兴奋性占优势，长时间处于兴奋紧张状态，若从事单调活动，便会出现疲劳，产生保护性抑制；生活作息制度不严格、不科学，如游戏时间太长，休息和睡眠时间不足，均可引起婴幼儿注意分散。在孩子身体不适，如困倦、生病的时候，不要让孩子玩得太久，注意多休息。

3.活动或者玩具本身缺乏吸引力

只有孩子自己选的，才是孩子喜欢的，孩子才有可能专心地去玩。所以要尊重孩子，让孩子自己选择玩具。对于一些婴幼儿初次尝试的游戏，家长也可以进行引导，比如拿出做好的手工"引诱"婴幼儿："宝宝，看这个小包包多可爱，我们等会儿也做一个好吗？"

4.目的要求不明确

家长对婴幼儿提出的游戏要求不具体、交代不明确，导致婴幼儿不理解、不知所然，引起注意的分散。

5.学习的内容过深或过浅

到了2岁，婴幼儿能力强了，可以增加游戏的难度，让他穿珠子、钉钉子，同时给予婴幼儿适度的引导。如果婴幼儿自己选择了一种玩具（这表明他喜欢这件玩具），但玩不

了两下，就不玩了。这既可能是因为玩具太难了，婴幼儿玩不了，也可能是因为太简单了，婴幼儿觉得没新意。这时父母可以试着介入，引导婴幼儿继续玩下去。玩具太难了，降低一下难度，力求让婴幼儿"跳一跳能够得着"；玩具太简单，就变换一下玩法，让婴幼儿重新喜欢上它。如刚开始玩剪刀的时候，婴幼儿不会剪，尝试了几下就想放弃了，这时父母就该拿着纸条，让婴幼儿剪，这样婴幼儿从原来一手拿纸一手拿剪刀的双手配合到只需要拿剪刀剪，动作难度就降低了，婴幼儿能剪了，就会越剪越好，自信心也越来越强。

（二）培养0~3岁婴幼儿注意力的注意事项

1. 父母和婴幼儿一起玩

任何玩具只要有父母的参与，都会引起婴幼儿的关注。

2. 选择合适的时间玩耍

婴幼儿精神状态好的时候和他玩，他饿了、困了或者发脾气时，肯定是对什么都没兴趣。

3. 跟着婴幼儿的兴趣走

仔细观察婴幼儿对室内什么玩具更感兴趣，就给他玩。因为3岁之前的婴幼儿喜欢用嘴巴探索事物，所以父母除了把玩具定时消毒保证卫生外，还要注意不要将易碎的、尖锐的或有小零件的玩具给他。

4. 观察婴幼儿对哪项活动进行得时间长

如果他喜欢倒空和重新装满洗衣盆，就放手让他玩。

5. 换种方式来玩玩具

几乎每样玩具都可以找到不止一种玩法，当婴幼儿对这种玩法腻了的时候，父母就要开动脑筋帮他想另一种玩法了，这样才能充分有效利用玩具，也可以节约家庭开支。

6. 与婴幼儿保持一致

如果父母和婴幼儿一起玩互相扔球接球的游戏，可是婴幼儿忽然停下来抱着球看，这时候一定要随他去，不要打扰他。如果婴幼儿很专注地进行某种活动，父母一定也不要去打扰他。

（三）0~3岁婴幼儿注意力的培养策略

1. 利用婴幼儿的好奇心

新颖、色彩丰富、富于运动变化的物体最能吸引婴幼儿的注意。父母可以选择有玩偶跳舞的音乐盒，如会跳的小青蛙、会敲鼓的小木偶等玩具让婴幼儿集中注意力观察、摆弄，以此训练他集中注意力。另外，还可以带婴幼儿到新的环境中去"看稀奇"，比如逛公园，让他看一些未曾见过的花草、造型各异的建筑；带婴幼儿到动物园去看一些有趣的动物等，利用婴幼儿对新事物的好奇心去培养他的注意力。

2. 在游戏中训练专注力

婴幼儿在游戏活动中，注意力集中程度和稳定性会增强。因此，父母可以和婴幼儿开展有趣的互动游戏，这样不仅能强化亲子关系，还能在活动中有意识地培养婴幼儿的注意力。

如玩拼图、棋类游戏，婴幼儿对这类游戏有时能达到十分入迷的程度，玩起来，二三十分钟都不停止；"猜猜看"游戏，让婴幼儿将规定的几样东西看上 1~2 分钟，然后撤掉其中的一个或两个，请婴幼儿想想是什么东西被撤掉。

3. 明确活动目的，自觉集中注意力

注意目的性不强是婴幼儿注意力的特征之一。所以，如果父母让婴幼儿更加深刻理解活动的目的和意义的话，那婴幼儿在活动过程中注意力就会更集中，注意持续时间就会更长。在日常生活中，父母就可以训练婴幼儿带着目的去自觉地集中和转移注意力，如问"妈妈的衣服哪儿去了""桌上的玩具少了没有"等。这样有目的地引导婴幼儿学会有意注意，可让他逐步养成围绕目标、自觉集中注意力的习惯。

4. 别打断婴幼儿的游戏行为

1 岁多的婴幼儿，对见到的一切都充满好奇，经常坐在几件玩具前，这儿摆摆，那儿放放，一坐就是很长时间。婴幼儿全部身心都投入到那几件百玩不厌的玩具中，正是注意力高度集中的时候，如果父母在这个时候去打断婴幼儿的活动，不但会引起婴幼儿的反感和烦躁，还会无意间破坏对婴幼儿注意力的培养。尽量为婴幼儿提供一个安静的学习环境。在家时，婴幼儿正在玩玩具，家长不要在婴幼儿面前大声说话，说话时声音要轻一些，并尽量让他自己探索玩具的玩法。每次提供给婴幼儿的玩具不宜过多，两三样即可。

当父母不得已打断婴幼儿正在全神贯注的事情时，比如父母下班回家，婴幼儿放下玩具跑过来撒娇，父母要及时教会他如何去面对突发的外界干扰，指导他把刚才看过的书、玩过的玩具收起、放好。这样，婴幼儿的注意力才能得到延续。

5. 提供适合不同年龄段的玩具

任何超出婴幼儿能力范围的事情都会令他很快放弃，转而去关注其他的东西。记住：有趣的并不见得就是最好的。一位父亲就有这样的亲身经历："我们给 2 岁的儿子买了一个电动小汽车，他在上面坐了一会儿，但发动引擎以及把脚放到踏板上对他来讲都太难了，所以不久他就再也不玩了。"即使玩具说明书说该玩具适合所有的学龄前儿童，父母最好也要根据自己的了解来判断是否适合自己的孩子。

6. 确保足够的睡眠以及健康的饮食

缺少睡眠和不健康的饮食会影响婴幼儿的关注能力。虽然婴幼儿的注意力需要耐心的培养，但是每次让 2 岁的婴幼儿集中注意力的时间不宜过长，最好是在学习几分钟之后，给他几分钟自由活动的时间，切忌"疲劳轰炸"，而且要经常更换让婴幼儿注意的内容，以便能让婴幼儿有更高的兴趣，把"注意力"坚持到底。

 四、注意力训练的游戏范例

面对面说说话

适宜年龄： 0~3 个月
游戏方法：
　　妈妈在宝宝吃饱睡足、精神状态好的时候，微笑俯视宝宝，对宝宝说话。妈妈的

声音要轻柔慢语、声调高、较多使用重复的话语。妈妈可以对宝宝说："宝宝，你好吗？我是妈妈。"也可以指着旁边的爸爸说："快看，这是爸爸。"

游戏作用： 妈妈语音的重复、音节间的停顿和说话的速度都有利于宝宝去确认、分析和记忆，也能够提高宝宝对妈妈的注视。积极的语言刺激不仅能够促进宝宝言语机能的发展，更会促进宝宝的智能发育和情感发展。

藏猫猫

适宜年龄： 3~6个月

游戏方法：

让宝宝坐在妈妈的怀里，爸爸用一块手绢遮住自己的脸，问："宝宝在哪儿？"当宝宝寻找时，爸爸迅速拿掉手绢露出笑脸，并"喵"一声。爸爸也可以遮住宝宝的脸，让他学着自己拿掉手绢，爸妈在一旁叫"喵"。

游戏作用： 这个月龄段，外界物体开始在宝宝的大脑中形成形象，即表象，并能够保留一段时间，所以宝宝能够从开始时的惊讶，到后来咯咯大笑，他明白不在眼前的事物并不等于不存在，这是宝宝智能发展的又一个里程碑。经常玩这样的游戏，不仅能培养宝宝愉快积极的情绪，还能提高他玩游戏的持久性。

戴帽子

适宜年龄： 1~2岁

这是一个配对游戏，父母把家里的各种空塑料瓶的瓶身和瓶盖放成两堆，让宝宝来配对，给瓶子"戴上合适的帽子"。瓶盖的大小要区分明显，让宝宝在动手操作中加强观察的注意力，同时还能锻炼小手的肌肉。当然如果宝宝拧盖子太困难时，可以先要求宝宝把盖子扣上。

合作画

适宜年龄： 1.5~2岁

父母可以和宝宝合作进行"美术创作"。父母用深色粗笔画单线条图画，其中留些简单直线用浅色粗笔画，让宝宝用深色粗笔在浅色线条上描摹，合作完成一幅图画。等宝宝掌握后，可以将描摹改为临摹，由横线条、竖线条等简单的线条图开始，逐渐增加难度。

传悄悄话

适宜年龄： 2~3岁

2岁大的宝宝对悄悄话特别着迷，当他们自己能说悄悄话时，他们会很自豪。说悄悄话能有效帮助宝宝集中注意力，同时还有助于宝宝学着调节声调。

具体方法灵活多样，比如父母先小声地告诉宝宝一句话："冰箱里有西瓜和苹果，没有饮料。"然后让宝宝用悄悄话的方式告诉其他家人，事后再检查正确率，根据结果来改变悄悄话的内容和长短，从易到难逐渐提高游戏的难度。

接数游戏

适宜年龄：2~3 岁

准备数字卡片。游戏时，父母出示 1~10 的数字卡片，宝宝看后逐一读出数字。首先了解数字的排列，并加深其印象。接着提出要求，宝宝说出几个数，宝宝接着往下数与父母一样多的数，例如：父母数 1、2、3，宝宝数 4、5、6；父母数 6、7，宝宝接下去数 8、9。宝宝会玩后可让宝宝先数，父母接数。

第五节　0~3岁婴幼儿记忆的发展与教育

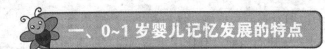 **一、0~1 岁婴儿记忆发展的特点**

（一）新生儿记忆的特点

新生儿记忆最基本的特点是：这一时期是记忆发生的时期。新生儿已经产生了记忆，而且主要是短时记忆，表现为对刺激的习惯化和最初的条件反射。

（二）1~6 个月婴儿记忆发展的特点

1. 长时记忆开始发生

出生后的 3 个月是长时记忆开始发生的阶段。波普锡克（Popousek，1971）等有关婴幼儿记忆的研究指出，1~2 个月婴儿经过日复一日的训练，可以因积累而形成长时记忆。3 个月婴儿在 192 小时以后重新学习，出现了省时反应。另有研究说明，3 个月婴儿有表现为操作条件反射（用脚踢，使小车移动）的长时记忆，能保持 4 个星期。

2. 长时记忆有很大发展

3~6 个月婴儿的长时记忆有很大发展。费根（Fagan，1973）的实验研究发现，21~25 周的婴儿在 14 天的潜伏期之后对大多数刺激物能够再认；5 个月婴儿有 24 小时的记忆（Matin，1975）；康耐利（Corneli 1979）用重学法研究发现 5~6 个月婴儿有 48 小时的记忆。

（三）6~12 个月婴儿记忆发展的特点

1. 回忆的潜伏期明显延长

6~12 个月的婴儿回忆的潜伏期明显延长。用条件反射、习惯化或成对比较等方法进行的实验都证明了这一点。日常生活更多的材料表明，婴儿对社会性刺激和社会性交往的记忆在这个阶段迅速发展。婴儿的认生越来越明显。皮亚杰指出，在这个阶段出现寻找物体的活动，其中包含明显的记忆成分。这个时期开始出现大量模仿动作，模仿也包含记忆。

2. 开始出现工作记忆

8个月左右的婴儿，开始出现工作记忆。婴儿开始能够把新信息和过去的知识经验进行联系和比较。

二、1~3 岁幼儿记忆发展的特点

由于语言的产生和发展，使这一时期的幼儿记忆发生了许多重要的变化，如符号表征能力的产生、记忆潜伏期的延长、出现初步的回忆能力和延迟模仿等。

（一）再认的内容和性质发生变化

再认形式的记忆发展较早。1岁半至2岁，语言真正发生后，再认的内容和性质也迅速发生变化。

（二）符号表象记忆产生

1岁以后，由于语言的发展，儿童得以用符号进行表征，从而产生了符号表象记忆。

表象和表征是有区别的。表象是指过去感知而当前没有作用于感觉器官的事物在头脑中出现的形象；而表征则是指这种形象形成的过程。

按加工创造的程度，表象可分为记忆表象和想象表象两种。记忆表象指头脑中保存的客观事物的感知形象；想象表象是指在头脑中对记忆表象进行加工改造后形成的新形象。

表象还可分为具象表象和符号表象两种。具象表象就是形成的客观事物的具体形象，这主要是大脑皮层第一信号系统的活动；符号表象是运用语言、文字或其他符号所形成的客观事物的象征性形象。

如"苹果"一词在人脑中的语言或文字形象等。它是大脑第二信号系统的活动，是人类特有的能力。皮亚杰常用的表征其实就是我们所说的"符号表征"。他认为儿童在1岁末到2岁之间才产生这种能力，而有研究表明，1岁以后，已有可能产生最早的符号表征能力，其主要标志就是儿童用信号物作为事物的象征。从此，儿童的记忆表象中增添了符号表象的内容，并能和具象表象进行相互转换"激活"。如"苹果"一词的符号表象或一个黄色象征苹果的圆圈在人脑中就可以激活关于苹果的具象表象，反之亦然。

（三）短时记忆出现重要变化

短时记忆由于语言的发生和发展而出现重要变化。有个研究设计了一个专门的小桌子，桌上有两个坑，上面各盖有能取下的盖子。实验者当着儿童的面，把玩具放入其中一个坑，用盖子盖上，然后用屏幕把小桌子挡住。过一会儿再让儿童找出玩具。实验目的在于研究儿童短时记忆的保持时间。结果说明，10个月婴儿已经出现短时记忆。但在这个实验中，记忆保持的时间达到5秒的10个月婴儿只占被试者数量的10%。1岁1个月时，几乎所有幼儿都能保持5秒，以后可增加到30~40秒。而1岁半以后，短时记忆保持的时间有缩短的趋势。研究者对这种现象作如下解释：1岁半是语言发展的转折期，语言的急剧发展影响了短时记忆的发展。换句话说，儿童起初的记忆是大脑高级神经活动第一信号系统的活动，然后过渡到主要是第二信号系统的活动。在1岁半这个年龄，记忆发展的新机制——第二信号系统的记忆发生了，它干扰了原有的记忆机制——第一信号系统的记忆机制，而第二信号系统的机制又没有成熟，不足以完成记忆任务。1岁半以后，第二信号系统在记忆中逐渐起主导作用，表现为儿童能够迅速地积累大量词汇，记忆的潜伏期也延长了。

（四）出现初步的回忆

在日常生活中，1~2岁的幼儿用行动表现出初步的回忆能力。比如，他们喜欢做藏找东西的游戏。他们常常能够替成人找到东西。有时甚至是只看过一次的东西，也能够找出来。1岁左右的幼儿能够回忆几天或十几天前的事情，2岁左右可以保持几个星期，3岁以后能够达到几个月或更长时间。还有人观察到1岁左右的幼儿甚至能找到不在眼前的已知物体。这与皮亚杰所说的儿童客体永久性的发展是一致的。

这一阶段出现的延迟模仿是儿童回忆能力发展的显著表现。1岁半~2岁的儿童，常常是过了一段时间以后，突然出现模仿行为。这种延迟模仿与表象的发生发展有关。

三、0~3岁婴幼儿记忆力的培养

（1）丰富宝宝的生活环境：家长可以利用一些与宝宝生活有密切关系、宝宝感兴趣的事情来讲故事、看图记物学说话。给宝宝玩一些可以拆卸组装的玩具，用记住玩具和所用物品的具体名称的方法来加强宝宝的记忆。

（2）从培养宝宝注意力入手，因为记忆的基础是注意。

（3）制定规律的作息制度，帮助宝宝建立时间概念。

（4）给宝宝明确的识记任务：交给宝宝一些简单的任务，督促他记住每天完成的事情，如吃饭前要让宝宝摆筷子，睡觉前将鞋子摆好等。家长还可以有意识地训练宝宝背诵儿歌、记住家庭地址、家长姓名和家庭电话号码等有意义的数字。

（5）用各种有趣的形象辅助记忆，多感官参与记忆，适当重复，加深印象。

（6）创设各种有趣的记忆游戏：与宝宝玩"藏宝""找宝"的游戏。家长也可以让宝宝传达命令，给家庭成员传递信息以训练宝宝的记忆。

IIIIIIIIIII　第六节　0~3岁婴幼儿思维的发展与教育　IIIIIIIIIII

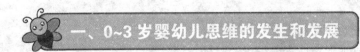

一、0~3岁婴幼儿思维的发生和发展

（一）思维的发生时间与标志

皮亚杰认为，儿童的思维发生在感知、记忆等过程发生之后，与言语真正发生的时间相同，即2岁左右。出现最初的用语词的概括，是儿童思维发生的标志。2岁以前，是思

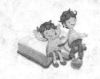

维发生的准备时期。

（二）思维发展的趋势

1. 从思维方式发展的角度看，婴幼儿主要是直观行动思维

（1）直观行动思维是0~3岁婴幼儿主要的思维方式。

0~3岁婴幼儿最先出现的思维方式，就是直观行动思维，也称直觉行动思维。这种思维水平低，是最低水平的思维，在2~3岁幼儿身上表现最为突出。

直观行动思维，是指思维过程离不开儿童自身对物体的感知，也离不开儿童自身的动作。婴幼儿的直观行动思维是在感知觉和有意动作，特别是一些概括化动作的基础上产生的。婴幼儿摆弄一种东西的同一动作会产生同一结果，这样在头脑中形成了固定的联系，以后遇到类似的情境，就会自然而然地使用这种动作，而这种动作已经可以说是具有概括化的有意动作。例如，婴幼儿经过多次尝试，通过拉桌布取得放在桌布中央的玩具，下次看到在床单上的皮球，就会通过拉床单去拿皮球。也就是说，这种概括性的动作就成为婴幼儿解决同类问题的手段，即直观行动思维的手段。

直观行动思维具有以下主要特点：

第一，具有直观性和行动性。直观行动思维实际上是"手和眼的思维"。一方面，思维离不开对具体事物的直接感知；另一方面，思维离不开自身的实际动作。离开感知的信息输入，脱离实际的行动，思维就会随之中止或者转移。3岁以内的婴幼儿离开玩具就不会游戏，玩具一变，游戏马上中止的现象，都是这种思维特点的表现。

第二，表现出初步的间接性和概括性。如1岁以后的幼儿，拿到物体后不再不分性质地进行盲目敲打，而是开始根据其特点进行活动：他们会推拉带轮子的各种玩具车；给娃娃或玩具动物"喂饭"；把碗或者杯子端起来作喝水状等。这说明，这个时期幼儿的动作已经反映出对一类事物的初步概括，能根据玩具的特点和性质展开游戏。

这种思维的间接性、概括性还表现在感知方面，即婴幼儿常常以事物的外部相似特点为依据进行知觉判断。比如，自己的爸爸是军人，看到穿军装的年轻人也喊爸爸。

第三，缺乏行动的计划性和对行动结果的预见性。由于直观行动思维是和感知、行动同步进行的，所以在思维过程中，婴幼儿只能思考动作所触及的事物，只能在动作中而不能在动作之外思考。因此，不能计划自己的行动，也不能预见行动的结果。比如，1岁以后学习涂鸦的幼儿，往往在画之前并不知道自己要画什么，而是边画边说，或者画完以后才能说出。

第四，表现出明显的狭隘性。直觉行动思维是以婴幼儿的直觉为基础，以具体动作为工具进行的，思维的对象仅仅局限于当前直接感知和相互作用的事物，因此思维的广度不够。

（2）具体形象思维于2岁半开始萌芽。

具体形象思维是依赖事物的直观形象或表象进行的思维。

具体形象思维在2岁半之后便开始萌芽。直觉行动思维是通过外部、展开的智慧动作进行的，是"尝试错误"式的。当用这种思维方式解决问题的经验积累多了以后，婴幼儿便不再依靠一次又一次的实际尝试，多余的动作开始减少，甚至一些动作不用尝试即可在脑中调用表象进行加工，思维过程逐渐由外显转变为内隐。2岁末3岁初的幼儿已初步实现了这种转化。

2. 从思维工具发展的角度看，婴幼儿主要借助感知、动作进行思维

（1）动作在婴幼儿思维发展中的意义。

婴幼儿最早的思维是依靠动作进行的。婴幼儿手眼协调动作产生以后，手部动作日益灵活，出现了双手的配合活动。从6~8个月开始，婴幼儿在同一物体的反复接触中，兴趣中心逐渐从自身的动作转移到动作的对象上，于是乱扔东西、胡乱撕书等"破坏"行为增多，婴幼儿借此来认识自己的动作能带来什么影响。例如，一个7个月大的婴儿把小盒的盖子拿下来，盖上去，又拿下来，又盖上去，这个动作一共重复了24次。这种现象说明即使年龄小的婴儿也已经可以通过他的手部动作开始探究事物之间的因果关系。可见，动作在0~3岁婴幼儿思维发展中扮演了不可替代的角色。

（2）口语在婴幼儿思维发展中的意义。

语言不仅是人们交流思想的手段，而且也是正常人进行思维的工具。

0~1岁是婴儿言语发展的准备期，1~3岁是婴幼儿言语真正形成的时期。在这个阶段，婴幼儿先听懂成人的言语指令，然后学会说。3岁的幼儿已经掌握了1000个以上的词汇，能够说出完整句，能理解日常句义。言语的获得，使婴幼儿的思维以语言为中介，产生对客观事物的间接和概括的反应。

尽管动作在0~3岁婴幼儿思维发展中产生了重要的作用，然而从发展的角度看，动作和语言对思维活动的作用随着婴幼儿年龄的增长，逐渐发生着变化。变化的规律是：动作在其中的作用由大变小，言语的作用则由小变大。

二、思维的发生对0~3岁婴幼儿认知发展的意义

（一）思维的发生标志着婴幼儿的各种认识过程已经齐全

婴幼儿的绝大多数心理过程并不是生而就有的，而是在日后的生活中逐渐发生、发展出来的。思维作为一种较为复杂的心理活动，在婴幼儿的心理发展中出现较晚。它建立在感觉、知觉、记忆等心理过程的基础之上，它的发生，同时也标志着婴幼儿认识过程的基本齐全和完善。婴幼儿从此将具备深刻认知周围世界的心理基础。

（二）思维的发生使婴幼儿的认识过程发生重要质变

思维是认识过程的核心，是智力的重要构成，一旦发生，就不是孤立地进行活动。思维的发生使婴幼儿的认识过程发生了巨大的质变：知觉过程不再单纯反映事物的外部特征，而开始反映事物的意义和事物之间的联系，成为"理解了"的知觉。思维指导下的知觉、记忆不再是人与动物共有的那种低级形态，而开始出现有意记忆、意义记忆和语词记忆。而思维自身反映事物的本质和规律性联系的特征，它的间接性、概括性特征，使婴幼儿认识事物、接受教育的能力迅速提高。

（三）思维的发生和发展促进婴幼儿的情感、社会性和个性的发展

思维的巨大影响不仅仅局限于认识活动，它还渗透到情感、社会性、个性等方面。比如，思维的发生和发展使婴幼儿的情感逐渐分化、深刻化；对各种感知信息的分析综合，使他们能够对自己的行为做出决断而逐渐摆脱对成人的依赖；对自己的行为所产生的社会后果的认识，初步萌发了他们的责任心；对他人的理解使他们学会了关心、同情、谦让、互助等。

（四）思维的发生标志着婴幼儿意识和自我意识的出现

思维的发生使婴幼儿具备了对事物进行概括、间接反应的能力，从而出现了意识特征的初步形态，开始出现不同于动物的心理特征。自我意识的发生与思维的发生联系非常紧密。婴幼儿通过思维活动，在理解自己和别人的关系中，逐渐认识自己。

三、0~3 岁婴幼儿思维发展的特点

（一）1 个月 ~1 岁婴儿思维发展的特点

1. 客体永久性观念的建立

客体永久性指的是当知觉对象从视野中消失时，婴幼儿（认识主体）仍能知道它的存在。研究发现，八九个月以前的婴儿是没有这种观念的。也就是说，如果婴儿正要伸手去抓眼前的某个物体，而成人用一块布把它盖上，或者将它转移到某个遮挡物下面，使婴儿看不到它，这时婴儿往往会把手缩回来，呆呆地看着物体消失的地方，或者大哭起来，而不去找寻。

一般认为，婴儿在 8~12 个月、即将满 1 岁的时候，由于动作（特别是手的动作和行走的动作）的发展和言语的萌发，客体永久性观念逐渐建立。如在这以前，你和宝宝"藏猫猫"的时候，你一躲开，他看不见了，也就不找了，以为世界上不存在"你"这个人了。可是在 1 周岁左右时，你再和宝宝做"藏猫猫"游戏时，你叫他一声，然后再躲起来，宝宝就会用眼睛到处找。实质上，这种客体永久性观念的建立，或者说支撑宝宝去"寻找"的才能是表象的最初形态。

2. 表象的萌芽

表象是感性认识的高级形式。它是个体过去已经感知过，但现时并不直接感知的那些事物的感性映象，是个体过去对事物的反应在头脑中留下的痕迹，在以后的活动中的恢复、再现和不断完善。

12 个月的婴儿看见妈妈走到门口，换鞋穿大衣、拎包……虽然此时妈妈还没有和婴儿说再见，但婴儿就会主动摆摆手，发出"妈妈要出门了，再见"的信息。这一点，或许是婴儿已经建立了对该行为模式的启动效应（指先前呈现的刺激对后来执行相同或类似刺激加工的促进现象，表现为反应速度加快、正确率提高等）。可见，婴儿调动了已有的表象和经验，理解了事物之间的因果关系，预见了事件未来的结果。

3. 表意性动作的出现

表意性动作，就是用动作表达意愿。11~12 个月的婴儿都会用手指向成人（甚至是抓着成人的手），指出他想要的东西，或者指向他想去的地方。这类司空见惯的动作是婴儿

意识到依靠自己的力量达不到目的，而成人有能力而且会帮助自己，于是用动作表明自己的目的，发出向成人求助的信号。此时，手的动作已不仅仅是获得事物触觉信息的手段，也不仅仅是直接运用物体的工具，而是成为一种具有象征功能的类似语言的符号，并使得心理反应具有初步的间接性。

（二）1~3岁幼儿思维发展的特点

1. 思维的直觉行动性

直觉行动性是1~3岁幼儿思维发展的最主要特征。

2~3岁的幼儿的思维过程，是与其对物体的感知和自身的行动分不开的。思维是在感知行动中进行的，离开了直接的刺激或具体的行动便不能思维。这时，幼儿的主动性很低，只能考虑自己动作所接触的事物，只能在动作中思考，而不能在动作之外思考，更不能考虑、计划自己的动作，并预见动作的后果。例如，幼儿身旁如果有个布娃娃，他就拿起来做喂布娃娃的"游戏"，布娃娃被拿走了，游戏也就停止了。当幼儿骑在竹竿上面的时候，就想到骑马的活动，等把竹竿丢掉了，骑马的事就忘掉了。这就表明，幼儿还不能离开物体和行动进行主动思考和计划。

幼儿期直觉行动思维的产生是与他们以词为中介的概括能力的形成相联系的。例如，幼儿会把不同的猫称为"老猫"，不同颜色的兔子都叫"小白兔"。但是，这种概括一般只限于事物的外表属性，而不是本质属性。

最初，幼儿的每一个词只标志某一特定的个别物体，只是知觉某一事物时的一种词的标志。例如，"船"这个词，只标志幼儿所见过的那艘船（玩具），而不包括其他任何船。1岁多的孩子只知道"妈妈"一词是指自己的妈妈，当听到别的孩子也叫他们自己的妈妈"妈妈"时，就会感到困惑和愤怒。两者的道理是一样的。以后，词开始标志一组类似的物体，这就产生了最初的词的概括。例如，"船"这个词开始标志红船和绿船，但是这不是词和表象的结合，只是物体外部特征的概括，因而还不能形成概念。

大约在3岁，幼儿开始能用词对一类物体比较稳定的主要特征进行概括。例如，可以舍弃船的颜色、大小等差别而把"船"这个词作为各种船的标志，甚至在船不在面前的时候，也能从概括的意义上来使用"船"这个词。

2. 思维的自我中心性

对这个阶段的幼儿来说，自我和外在世界还没有明确地分化开来，即他们所体验到和所感知到的印象还没有涉及一个所谓自我这样一种个人意识，也没有涉及一些被认为自我之外的客体。

【案例】

家里的电话响了，妈妈在做饭，就让3岁的安安帮忙接一下电话。安安拿起电话，原来是爸爸打过来的："喂，是安安吗？"安安点了点头，没说话。爸爸没有听到说话声，感觉应该是安安，就问："安安，妈妈在吗？"安安又无声地点了点头。爸爸又问："安安，让妈妈接一下电话好吗？"安安再一次无声地点了点头，然后去厨房叫妈妈听电话。

安安的反应也是自我中心的，因为她在用点头回答爸爸的问题时，没有考虑到爸爸是看不到自己的。这是幼儿自我中心思维的一个典型表现。

 四、0~3岁婴幼儿思维培养

1.通过动作发展促进婴幼儿思维发展

动作是0~3岁婴幼儿思维的工具，也是其思维的外在表现。1岁以内婴儿的动作发展对思维所产生的最大贡献是手眼协调的实现，这突破了婴儿双手之间似乎存在的一个"神秘的中线屏障"，使其能够比较自由地抓取物体。手眼协调的出现往往被认为是婴幼儿心理发生的标志，手部动作的日渐灵活，成为婴幼儿认识世界的工具，可以说，婴幼儿的思维是借助于手的思维。因此，在这一阶段训练婴幼儿思维的重要途径就是促进精细动作的发展。

让婴幼儿多多参与有利于刺激思维发展的智慧动作游戏，让婴幼儿在愉悦、轻松的动作游戏中获得大脑机能的发展，为下一阶段形象思维与逻辑思维的发展打下良好的基础。

2.通过感知觉发展促进婴幼儿思维发展

感性认识是思维活动的源泉和依据。0~3岁婴幼儿思维的产生与发展有赖于婴幼儿通过感知所获取的感性材料。婴幼儿主要是通过感官去探索世界。首先，婴幼儿对于"声音"的刺激有特别强烈的反应。比如在与婴幼儿对话的时候，语音语调需要特别夸张。其次，婴幼儿的探索主要靠"手嘴并用"，他们的套路特别简单：摸一摸；放嘴里。

新生儿阶段，教养活动的重点是以养育为主，同时进行声音、图形等方面的感知训练，以便为其思维的产生积累素材。

1岁以前，由于婴儿解决问题的行为已经出现，思维已经萌芽，因此应重点进行表象的积累，特别是要注重对与婴儿生活密切相关的日常用品的感知，初步形成对一些物品的概念，为言语的产生、思维的发展提供丰富素材。

1~3岁阶段，随着行走能力的获得，幼儿的生活范围迅速扩大。发展幼儿思维的重点是扩大其感知范围，加强其感知的深刻性，促进感性认识向理性认识过渡。因此，成人为幼儿提供的刺激来源，应从室内转移到户外，从幼儿身边转移到社区（甚至社会），及时提供大量、丰富、适宜的外界刺激，然后充分利用日常生活所接触的各种材料，让幼儿直接操作和活动，发展幼儿的思维。

3.通过语言发展促进婴幼儿思维发展

随着年龄的增长和言语的逐渐获得，0~3岁婴幼儿的思维中，动作所处的地位呈现下降趋势，而言语在思维发展中的地位呈现上升趋势。在言语和思维的密切关系中，起桥梁作用的就是词汇（概念）。

1岁以内的婴儿尚未产生言语，是言语的准备阶段。但是，成人千万不要忽视这个阶段婴儿潜在的学习能力。他们虽然无法开口说出复杂的单词或者完整的句子，但却默默记着周围熟悉事物的名称，并在心里进行命名，这是建立对事物概念的基础。因此，在这个阶段，成人应多向婴儿呈现具体的物品，并告诉婴儿它的名字，还应呈现概念的正例（符合这个概念的具体事物）和反例，让婴儿进行对比，帮助他建立正确的概念，积累大量词汇（此时主要是消极词汇——婴儿能够理解但却不会使用的词汇）。

1~3岁是幼儿言语真正形成的时期。言语的形成与发展推动着思维的发展。因此，成人应通过多种活动让幼儿建立概念，刺激他开口说话，帮助他理解句义。

第七节　0~3岁婴幼儿的情绪情感和社会性发展与教育

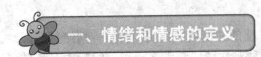

1. 情绪

情绪与机体的生理需要相联系，属于较为低级和简单的态度体验。对于婴幼儿来说，情绪体验更是无处不在的。比如，婴儿饿了会哭、舒服了会笑等。正如发展心理学家所说："婴幼儿的世界就是一个情绪的世界。"也有心理学家说："婴幼儿是情绪的俘虏，情绪＋营养＝健康成长的要素。"

2. 情感

情感是人对其社会性需要是否得到满足而产生的内心体验。比如，对成人的依恋、知道互相谦让等。

3. 情绪和情感的区别和联系

情绪和情感都是一种态度、一种体验，但又有区别。一般来说，情感比较稳定和持续，如母爱、爱国等，外部表现不甚显著，持续时间较长；而情绪则是比较短暂的，是一种原始的、简单的情感，外部表现明显，容易观察到，如新生儿饿了就哭，吃饱了就安静。情绪表达有面部肌肉运动模式（面部表情）、声调和身体姿态三种形式。0~3岁婴幼儿时期更多表现出来的是一种情绪体验。

4. 积极情绪和消极情绪

不同的情绪对人的身心健康、生活、学习都有着不同的作用。那些能够带来幸福向上的感受，促使主体与他人建立良好关系的情绪状态是积极情绪，如快乐、爱、欣喜等。相反，那些不能使人感到幸福，使与人之间的关系趋于紧张的情绪状态是消极情绪，如害怕、沮丧、愤怒、悲哀等。

保持积极的情绪对婴幼儿有重要意义，它对婴幼儿的成长发育有着积极的意义。首先，积极的情绪能促进婴幼儿的身心健康；其次，积极的情绪能促进婴幼儿智能的发展，是婴幼儿智力发展的催化剂；最后，积极的情绪有利于形成良好的性格。

当婴幼儿表现出消极情绪时，如大发脾气（愤怒）时，成人应认识到婴幼儿也需要适当地进行情绪宣泄，因此，可以考虑采取三种处理办法：保持中立态度，即成人不表示态度，也没有批评；给婴幼儿换个环境，通过环境的改变转移他们的情绪；成人暂时回避，不正面冲突等。

二、0~3 岁婴幼儿情绪和情感的特点

总特点：由于婴幼儿抑制过程较弱，情绪是非常不稳定的，且短暂的，且缺乏控制能力，常表现得过分强烈。随着年龄的增长，儿童对情绪过程的自我调节日趋加强，情绪的冲动性减弱，稳定性逐渐提高，情绪情感从外露转变为内隐，但是总体来说，婴幼儿阶段的情绪是不稳定、易变化的。同时，婴幼儿由于语言发展相对滞后，也造成他们常常用身体语言表达自己的情绪和情感。

具体表现为以下 3 个方面：

1. 易变性

"春天天气一般的脸，说变就变"真实体现了婴幼儿情绪变化快的特点。情绪是有两极对立性的，如喜与怒、哀与乐等。婴幼儿的两种对立情绪常常在很短的时间内互相转换。比如，当婴幼儿由于得不到心爱的玩具而哭泣时，如果成人给他一块糖，他立刻会笑起来。这种破涕为笑、脸上挂着泪水又笑起来的情况，在婴幼儿身上是常见的。

2. 易感性

婴幼儿的情绪容易受周围人的情绪所感染。

3. 冲动性

情绪非常外露，毫不掩饰，缺乏控制力。婴幼儿期和幼儿初期的儿童不能意识到自己情绪的外部表现。他们的情绪完全外露，丝毫不加以控制和掩饰。随着言语和婴幼儿心理活动有意性的发展，婴幼儿逐渐能够调节自己的情绪及其外部表现。

三、帮助婴幼儿控制情绪的方法

婴幼儿不会控制自己的情绪。成人可以用各种方法帮助他们控制情绪。

（一）转移法

婴幼儿小的时候，注意力往往持续不久，注意容易被转移，这就是为何他们一看到有趣的东西，立刻破涕为笑的原因。所以婴幼儿用哭闹来要挟成人，最佳的对策便是转移他的注意力。比方说，吃饭时成人把正在学步的婴幼儿放进他的高脚凳里，他可能会拗在那里，并挥动双手尖叫。此时，成人最好先让他下来，拿些有趣好玩的东西分散他的注意力。只要把他哄得团团转，让他忘记不想坐在椅子里吃午餐这件事，之后，当成人再把他放进高脚椅里时，他很可能会乖乖合作。

2~3 岁的幼儿在商店柜台前哭着要买玩具，成人常常用转移注意的方法，说"等一会儿，我给你找一个好玩的"，幼儿会跟着走了。可是有时此法不奏效，往往是由于成人只是为了哄孩子，回家后忘记了自己的许诺，以后孩子就不再"受骗"了。所以此法对 3 岁以内的孩子比较有效。

（二）冷却法

婴幼儿情绪十分激动时，可以采取暂时置之不理的办法，使婴幼儿慢慢停止哭喊。所

谓"没有观众看戏，演员也就没劲儿了"。当婴幼儿处于激动状态时，成人切忌跟着激动起来。比如，成人对婴幼儿大声喊叫："你再哭，我打你！"或"你哭什么，不准哭，赶快闭上嘴！"这样做会使婴幼儿情绪更加激动，无异于火上浇油。

有位母亲使用了以下方法：一天，孩子上床睡觉前非要吃糖不可，妈妈说没有糖了。孩子就使用高八度的嗓门哭起来。妈妈冷静地打开手机录音机，录下孩子的尖叫声，然后放出来。孩子听见声音，停止哭闹，问："是谁哭呢？"妈妈说："是个不懂事的孩子，他大哭大闹，吵得别人睡不好觉。他乖吗？"孩子答："不乖。"妈妈说："你愿意和他一样吗？"孩子答："不愿意。"妈妈又说："那你就不要大叫了，睡觉时吃糖，牙齿要痛的。等明天买了糖，给你吃，好不好？"孩子安静地答应了。

（三）消退法

对婴幼儿的消极情绪可以采用消退法。比如，有个孩子上床睡觉要母亲陪伴，否则哭闹。母亲只好每晚陪伴，有时长达一个小时。后来父母商量好，采用消退法，对他的哭闹不予理睬，孩子第一天晚上哭了整整50分钟，哭累了也就睡着了。第二天只哭了15分钟。以后哭闹时间逐渐减少，最后不哭也能安然入睡了。

四、婴幼儿的社会性依恋

依恋是婴幼儿与主要抚养者（通常是母亲）之间最初的社会性联结，是婴幼儿与抚养者之间的一种积极的情感联系。

在婴幼儿的社会化过程中，依恋是情感社会化的一个重要标志。依恋是人的社会性最基本的表现形式和最早的表现。

（一）依恋的关键期及其意义

依恋感形成和发展的最佳时期是在婴幼儿时期。1岁前的婴儿都会与母亲或主要抚养者建立依恋关系，这种关系能否稳定健康发展，取决于1~3岁依恋发展的关键期。

早期母婴依恋的质量对日后婴幼儿认知发展和社会性的适应都有重要意义。这种情感联系在婴幼儿整个心理发展过程中（包括社会性、交往、情绪、情感、行为、心理健康及认知、智力等方面）都具有重大作用，是婴幼儿社会性发展的重要因素。儿童对父母的依恋，有可能发展为对老师和同学的依恋。儿童对学校、对家乡、对民族、对祖国以至对人类的亲切依恋感的产生，也与早期健康的依恋感的形成有密切的关系。为此，一定要从小就重视健康的亲切依恋感的培养，让婴幼儿在依恋感发展的关键期建立最温馨的亲子关系和最美好的人际关系，为他们今后高层次的情感发展奠定基础。

（二）依恋的分类

婴幼儿与主要抚养者的依恋主要存在以下3种类型：安全型、回避型和反抗型。一般安全型依恋是积极依恋，回避型和反抗型依恋均属于消极的不安全型依恋。

1.安全型依恋

婴幼儿既乐于亲近和信赖主要抚养者，又对客观事物表示出极大的关注和探索欲望。

这种依恋的安全感一旦建立，婴幼儿就会更加自由自在地去探索周围的新鲜事物，愿意尝试与别人交往，去广泛地适应社会。

2. 回避型依恋

婴幼儿缺乏依恋，与母亲未建立起亲密的感情联结。母亲离开或回来很少哭叫；当她返回，婴幼儿忽略或回避她，当母亲把他抱起来的时候，有时候婴幼儿明显不看母亲。

3. 反抗型依恋

婴幼儿既寻求与母亲接触，又反抗母亲的爱抚，即称为矛盾型依恋。这类婴幼儿每当母亲离开时他都大喊大叫，极度反抗，但当母亲回来时，他非常生气，有时会把她推开。这类婴幼儿没有建立起依恋安全感，是典型的焦虑型依恋。

（三）依恋感的形成阶段

依恋感的形成可分为5个相互联系的阶段：

1. 出生~3个月：无区别、无顾虑的依恋阶段

这个时期婴幼儿还未对任何人（包括母亲）产生偏爱。婴幼儿会听所有人的声音，注视所有人的脸，看到人的脸或听到人的声音都会微笑、手舞足蹈。所有的人对婴幼儿的影响也是一样的，所有人与婴幼儿的接触，如抱他、对他说话，都能使他高兴、兴奋，同时使他感到愉快、满足。

2. 3~6个月：有选择的依恋阶段

这时婴幼儿对人的反应有了区别，对人的反应有所选择，对母亲更为偏爱。婴幼儿对母亲和他所熟悉的人及陌生人的反应是不同的。

3. 6~12个月：明显的母子依恋阶段

从6~7个月起，婴幼儿进一步对母亲的存在表示关切，特别愿意与母亲在一起，与母亲在一起特别高兴，而当母亲离开时则哭喊不让离开，别人还不能替代母亲使婴幼儿快乐，当母亲回来时，婴幼儿则能马上显得十分高兴。同时，只要母亲在身边，婴幼儿就能安心地玩、探索周围环境。1岁左右的婴幼儿正处于母婴依恋强烈的时期，形成了专门对母亲的情感联结，表现为特别"缠人"。因此，不能过多地抱婴幼儿，否则容易养成坏习惯的观点也是不对的。

除此之外，婴幼儿对陌生人的态度变化很大。见到陌生人，大多不再微笑、咿呀作语，而是紧张、恐惧，甚至哭泣、大喊大叫，婴幼儿此时开始怯生。

4. 1~3岁：依恋扩展阶段

1~3岁依恋行为开始向社交行为转化，突出表现为：吸引和保持成人对自己的注意，利用成人帮助解决难以解决的问题，领着或跟着小伙伴玩。比如，当母亲需要干别的事情离开一段距离时，婴幼儿会表现出可以理解，而不会大声哭闹，他可以自己较快乐地在一旁玩，相信一会儿母亲肯定会回来。

（四）良好情绪情感的意义

1. 良好情绪情感培养的目标

让婴幼儿感受爱，保持愉悦的情绪状态，在活动与游戏中体验积极情感。

2. 良好情绪情感培养的原则

动作轻柔、言语温和、笑容亲切、应答及时。

应有足够的、积极的、支持性的亲子交往，抚养者利用一切时机与婴幼儿进行目光、肢体或言语交流。给婴幼儿充足的与其他成人交往的机会，帮助婴幼儿建立对周围人的亲近感、信任感和对周围环境和事件的可控制感。

积极创造婴幼儿与同伴交往的机会，支持、帮助他们在与同伴主动的交往（包括冲突）中培养人际交往的能力，建立平等、互助、友爱的人际关系。

在日常生活、游戏和各种活动中，自然而随机地培养婴幼儿的人际交往能力。

（五）培养婴幼儿良好社会性行为的意义

1. 良好社会性行为培养的目标

让婴幼儿感受周围人的关爱，建立稳定的亲子依恋关系，培养婴幼儿社会交往的意识和能力。

2. 社会性行为教育的核心

培养婴幼儿初步的社会交往能力，也有人称之为人际交往智能。

3. 良好社会性行为培养意义

良好社会性行为是智力开发的重要内容，是婴幼儿适应社会、全面认识社会的基础，能促进婴幼儿身心的健康发展，使婴幼儿成为身心健康、积极愉快的人。

五、婴幼儿常见情绪问题和社会性行为问题

（一）婴幼儿情绪发展的常见问题

在婴幼儿的成长过程中，由于种种原因会出现这样或那样的问题。这类问题是一种萌芽状态的表现，只要成人注意观察、及时发现并疏导，就会帮助婴幼儿顺利解决问题，从而培养出积极向上的情绪情感和亲社会行为；否则有可能成为人格障碍的根源，对其一生产生不良影响。

1. 分离焦虑

焦虑是一种预料到威胁性刺激又无能为力去应付的痛苦反应，是处于失助状态下不能采取有效行为去对付时所产生的情绪。婴儿 6~7 个月以后开始害怕陌生人，而且当婴儿与母亲或其他亲人分开时，还会表现出明显的不高兴，这种反应就是婴儿的分离焦虑。心理学研究证明，分离焦虑一般出现在 1 周岁之前（此时婴儿正在形成最初的社会性依恋），在 14~20 周时达到顶峰，然后在整个婴幼儿期，其强度逐渐减弱。

焦虑不安的婴幼儿通常会表现为：依赖性增强，不愿见生人，希望父母给他喂饭，常常哭泣等。

当此类情况较多出现时，成人应当仔细观察，找出并解除引起焦虑的原因。一般来说，抱起感觉不适的婴幼儿，拥抱和摇动可使婴幼儿安静下来，这种如同回到母体子宫里漂浮在羊水中的安全感觉可以改变婴幼儿肌肉的紧张状态，可使焦虑得到缓解和释放。但

当1岁以内的婴儿出现分离焦虑时，成人（尤其是主要抚养者，如母亲）要尽可能减少必须离开婴儿的次数，特别是要尽量减少婴儿一个人独处的次数。如果必须离开，则要用婴儿听得懂的话告诉他，"妈妈要离开一会儿，但很快就会回来"。婴儿是能够明白成人的意思的，婴儿也是能够经受得住妈妈暂时离开的"痛苦"的。只要让婴儿逐渐相信：妈妈离开后还会回来，婴儿的分离焦虑就会逐渐减轻。

【案例】

姓名：曼曼　性别：男　年龄：2岁半

曼曼从一出生到进入幼儿园，基本上都是由老人一手带大的，平时与孩子交流最多的也是两位老人。由于父母工作的繁忙，根本没有时间与孩子进行亲子交流。刚来幼儿园的那段时间，曼曼的分离焦虑特别严重。每天当爷爷或奶奶送他来园时，他总是大哭大闹，抓着老人的衣服不放，不让任何人接近。好不容易老师哄得他不哭了，暂时忘记了家人，可不一会儿，他又哭起来了，这样一个上午断断续续地闹一直到中午老人来接他，情绪才稳定下来。由此看来，曼曼对于陌生人非常惧怕，不愿与他人交往。对于老师和同伴的亲近，他同样也是十分抗拒。

2. 胆小

恐惧是人类天生的一种正常的情绪表达，它来源于对陌生事物一种本能的自卫。婴幼儿对新事物总会产生一种紧张感，但若经常性地表现出过度反应，恐惧感就会越来越多地积蓄在婴幼儿心中，使他们不敢与外界事物打交道，最终成为一个胆小的人。

婴幼儿的胆小常表现为：怕黑、怕高、怕水、怕见生人等。

当婴幼儿表现出害怕时，成人也许觉得并不那么合理，但不可讥笑或吓唬他，而应亲近他、安慰他，比如，慢慢地跟他说话，轻轻地拍拍他或紧紧地抱住他。成人还可以预先告诉婴幼儿可能出现的变化。如果婴幼儿害怕特别响的声音，那么走在铁路旁，要先告诉婴幼儿："来了一辆大火车，如果你不想听汽笛声，先把耳朵捂上。"这是让婴幼儿做决定，是提供机会让他选择。但有些人会对婴幼儿说："快捂上耳朵，火车来了，汽笛声会吓着咱们了。"这样说等于告诉他害怕是对的，希望他这么做。

3. 受挫

婴幼儿正在成长为一个有自主性、有个人爱好、会玩耍的独立个体，但由于心理或生理上的限制以及父母对他们不成熟的独立意识和要求的阻止，经常不可避免地遭受挫折，从而感受到不愉快的负面情绪。

婴幼儿受挫可能有很多原因，例如，对其活动的限制、玩具的操作或使用不熟练、同伴的粗暴对待或拒绝、身体或体能发育的局限等。

虽然婴幼儿受挫是不可避免的，在挫折中也能增长知识和经验，但对待婴幼儿，尤其是2岁以前的婴幼儿，不要进行专门的挫折教育，应尽可能让他们感到自己有能力应对一切。因此，成人应当允许婴幼儿控制自己的活动，即使确实不能做的事情也应采取讲理、游戏等方式让婴幼儿接受，帮助婴幼儿建立与同伴交流的技能与习惯，为婴幼儿选择适宜的玩具和活动方式，鼓励他们完成力所能及的活动。

4. 爱哭

哭是婴幼儿沟通与表达的主要方式之一，意味着某种需要未被满足。一般来说，婴幼儿的哭在生理上代表饥饿、欲求不满、病痛、身体不舒服等；在心理上代表委屈、挫折、害怕、悲伤、不满、后悔、发泄、要求、需要关心及注意等。但如果婴幼儿经常眼泪汪汪，就需要分析原因并找出相应的对策。

造成婴幼儿经常眼泪汪汪的因素，可能是以下两点：

（1）过分的溺爱。如果当婴幼儿因为不合理的要求无法获得满足而哭泣时，成人就满足他的要求，久而久之，哭就变成婴幼儿要挟成人的武器，成为一种习惯。

（2）婴幼儿本身缺乏信心，依赖性重。这样的婴幼儿大多比较内向、胆小，不敢表现自己，适应环境的能力较差，遇到事情往往不知所措，只好借着哭来表达情绪、博取别人的同情。

面对爱哭的婴幼儿首先要了解他的气质特性，再因材施教。哭本身并无好坏、对错之分。但经常泪眼汪汪，意味着他在气质上是属于比较退缩的婴幼儿，所以重点在于如何培养婴幼儿正确的表达方式与沟通习惯。

其次，找出他大多在什么情况下哭，再指导他如何应付这些情况。弄清楚哭的情况，指导他用语言将心中的委屈、不高兴说出来，让他了解哭是不能解决问题的。

再次，要多注意婴幼儿的健康，培养积极、开朗的个性。例如，送他上幼儿园或早教中心，让他有年龄相近的玩伴、有结交朋友的机会，让群体生活帮助他建立社会的行为，同时也可以在与同伴的相处中找到正确的模仿对象并丰富生活的经验。

成人应该把握住机会，训练婴幼儿自己解决困难的能力。比如，当婴幼儿哭泣时，以关怀的口吻问他："遇到困难，哭能不能解决呢？""既然不能解决，聪明的宝宝就要动脑筋想办法去解决问题。"刚开始，最好给他提供一个可行的办法，例如，"小朋友抢你的玩具，而你又很想玩，你可以找一个他平常很喜欢的玩具，和他商量，与他交换啊！"这样慢慢地开导他、训练他。婴幼儿学会如何解决问题后，就不会那么爱哭了。

（二）社会性行为发展的常见问题

1. 依赖

依赖成人，对于婴幼儿来说是正常的现象，因为他们还没有独立的能力，吃、穿、行只有依靠成人才能实现。但如果婴幼儿对父母或成人表现出过分的依赖，那么这便是一种心理问题。

家庭教育的偏差是婴幼儿依赖行为的主要原因。例如，父母过分溺爱会造成婴幼儿以自我为中心，独立性差；父母离异，婴幼儿过早地遭受生活的挫折，也会因为成人对其独立性的苛求而出现变相依赖。另外，父母可能先是拒绝了婴幼儿的依赖性要求，而以后由于心软又满足了婴幼儿的依赖要求，这样往往会使婴幼儿产生更加严重的依赖心理。

要纠正婴幼儿的依赖缺点，可从以下几个方面入手：

（1）根据年龄来培养婴幼儿的良好习惯。习惯是在生活中逐渐养成的，应根据婴幼儿的不同年龄对其提出不同的要求，使其能够完成力所能及的事情。例如，整理玩具、自主大小便、穿衣服等。

（2）教会婴幼儿做事的方法。研究发现，许多婴幼儿之所以依赖性强，凡事不自己动手做，与没有掌握方法、不会做有很大关系，而不是不愿做。所以，在培养婴幼儿自己动手能力时要注意教给婴幼儿具体的方法，不要只提出要求。

（3）耐心最重要。过度依赖的习惯不是一两天形成的，同样，纠正这一习惯、培养自主独立的好习惯也需要较长时间。在这个过程中，耐心很重要。千万不能急躁说"不是这样""那样不行"之类的话，这会使婴幼儿失去信心；也不要一看到婴幼儿不行，就急于代劳，那样会前功尽弃。

2. 退缩

退缩的婴幼儿主要表现为不自信，对周围的环境缺乏安全感，不敢也不主动和周围同伴一起玩。

【案例】

姓名：果果　年龄：24个月　性别：女

果果刚过2岁。进托儿所已经半年了，动作、语言发育都很好，但胆子很小，遇事总是退缩，如今她在托儿所经常被小朋友抓得脸上一道一道的，她不仅不还手，连哭叫、告状都不会，有时家长在眼前，别的小朋友打她，她也是无所谓的样子。

（1）婴幼儿退缩的原因。

①对婴幼儿过分照顾、过分爱恋，使婴幼儿变得软弱。

②封闭式教养，总是将婴幼儿关在家庭的小天地里。

③驯服式教育，要求婴幼儿一贯顺从、听话。

④与家庭环境有关。如过于沉闷、冷清的环境，容易养成婴幼儿退缩的性格。

⑤与家长的性情有关。婴幼儿的父母过于内向，会影响婴幼儿的性格。

（2）改变婴幼儿的退缩性格，培养婴幼儿独立和勇气的方法。

①实行开放式教育，放开手让婴幼儿去锻炼，多走出家门，在外面的世界"闯荡"，并积极关注婴幼儿迈出克服"退缩"障碍的第一步，及时赞扬他的勇气。

②尽快让婴幼儿过集体生活，鼓励婴幼儿在集体中表现自己。

③为退缩的婴幼儿创设同伴积极接纳的环境气氛。来自同伴的接纳、信任和鼓励是对退缩的婴幼儿最大的支持与认同。

④培养婴幼儿的勇气，让婴幼儿逐渐从"怕"的阴影中走出来。

3. 任性

婴幼儿一天天长大，开始学会说话和表达意愿。当婴幼儿不停地要这要那，而成人不予满足时，就会哭闹不休，表现得较为任性。这实际上是婴幼儿进入心理"第一反抗期"和萌发"自我"意识的标志。

成人对婴幼儿的需要应有所限制，不行就是不行，再哭再闹也没用。成人的态度不能随意改变，如果婴幼儿明确知道什么可以，什么不可以，他们就会感到平静和安全。况且，限制是现实世界的一部分，婴幼儿生活在这个世界上就必须学会正确接受各种限制。

成人要把不能碰的东西摆放在婴幼儿够不到的地方，而且要向婴幼儿讲明为什么不能碰。如果看到婴幼儿正在摆弄某件贵重物品，可以通过转移注意力的方法，拿个小玩具或其他新奇的东西把贵重物品换过来。

成人要给婴幼儿想解决办法，而不是一味地制止他。如果不希望婴幼儿在客厅墙上画画，可以在墙上挂上大幅画纸，让婴幼儿随便画，这时的婴幼儿会充分发挥想象，尽情挥洒。

成人在说"不"的时候态度要坚决，否则婴幼儿马上会感受到成人的犹豫不决，便会更加要按自己的意愿去做。只有以不容置疑的口吻予以否定，婴幼儿才会听从成人的意见。如果婴幼儿大吵大闹，千万不要姑息，即使是再小的婴幼儿，也要慢慢教他学会尊重家庭其他成员的意见。

4. 霸道

婴幼儿会因为自身的霸道而影响以后进入托儿所或幼儿园和其他小朋友过团体生活，会不受欢迎，以致影响人际关系。如不及时给予适当的辅导与纠正，年龄越大越难改正。

【案例】

姓名：嘉嘉　年龄：28个月　性别：男

活动开始时，有四五个幼儿围着大图书很新奇地翻看着。这时，嘉嘉走过来，一把抓住一本图书，急切地跑开了。被抢的孩子顿时哭了起来，非要他还给自己。可他不肯，躲在角落中不愿意走过来，还嘟哝着：我要看书。

看着一边是哭闹委屈的孩子，一边是占据他人图书不愿意松手的嘉嘉，老师摸了摸口袋里的巧克力豆包装袋，使之发出响声，然后故意大声说："这里有好吃的巧克力呢。谁乖我就送给谁吃。"然后老师就送给在看书的几个孩子。嘉嘉望着老师，然后走到老师身边，流露出很想吃的神情。老师把巧克力豆的袋放在刚才被抢的孩子手中，请他来分给小朋友们，然后对嘉嘉说："如果你把书还给他，他就会请你吃巧克力。如果你想看，等会再问他拿。"他犹豫了一下，又望了望周围，抿抿嘴，最后走到那个被抢的孩子身边，把书放在他的腿上。很快他尝到了对方送的巧克力豆。在他吃豆的同时，老师就肯定他的做法："嘉嘉真乖，真听话。以后想看书要等别人看完了再拿。可不能抢哟。如果你很想看这本书，老师等会儿借给你看，好吗？"他点了点头。小小的抢书风波就这么平息了。

（1）婴幼儿常表现出的霸道行为。

①有些婴幼儿会独霸自己的玩具或物品，不愿和其他婴幼儿分享，也不会和同伴轮流玩。

②有些婴幼儿只要是他想得到的东西，会用最直接的方式——抢夺。

③有的婴幼儿会执着于事情的程序不能改变。

④有的婴幼儿对自己要做的事情比较执着，父母或旁人不能代劳，凡事都要自己来。

⑤有的婴幼儿在遇事不如意时，便会采用大哭大闹的方式来表达。

（2）造成婴幼儿行为霸道的原因。

①父母过分溺爱。婴幼儿要什么有什么，凡事有求必应，如此逐渐养成婴幼儿予取予求的霸道行为。

②年龄的关系。婴幼儿在1岁以后，开始有他自己的想法，同时也想摆脱旁人束缚，自己决定怎么做，因此会开始出现"不要"的字眼、"不要"的动作和"不要"的行为。而且现在的婴幼儿比较早熟，大约在20个月时就会出现很强烈的自我意识，这种霸道的行为会持续到3岁左右。

③排行的关系。一般来说，独生子女或排行较大者较常会发生霸道的现象。

④模仿。就社会学观点来说，婴幼儿深受父母以及大众传播媒体影响，如电视、卡通等。如果父母本身很霸道，婴幼儿发现父母这种行为，往往会耳濡目染。

（3）改变婴幼儿霸道的方法。

①不予理睬。必须先确定婴幼儿是无理取闹，没有任何的病痛。

②发泄过剩的精力。平时多让婴幼儿从事体力上的活动。

③不轻易安抚。事先应与婴幼儿共同商订原则，待婴幼儿了解、赞同之后，确立了原则，就要坚持且确实执行。

④给婴幼儿安全感。

⑤引发婴幼儿良好的行为。当婴幼儿良好的行为出现时，要鼓励、称赞他，强化他这种行为。

⑥帮助婴幼儿建立人际关系。多带婴幼儿参加属于他们的社交场合。

（三）解决婴幼儿常见心理问题的游戏范例

1. 针对问题：分离焦虑

游戏：找香蕉

适用年龄: 11个月

材料准备: 香蕉、纸。

玩法: 让婴儿观看成人用纸将香蕉包好，然后将纸包交给婴儿，观察婴儿对纸包的反应。成人问婴儿："香蕉哪儿去了？快找出来！"开始婴儿不懂得如何去打开纸包，只会翻弄纸包，把纸包撕破才能取出香蕉。然后成人用另一张纸将香蕉包好，让婴儿观看成人打开纸包的动作。打开后，将香蕉取出给婴儿看，然后再包好，再打开，反复多次，最后婴儿学会不撕破纸就能取出香蕉。当婴儿获得成功时，可以请他吃香蕉。

益处: 此项游戏可训练婴儿手指的活动能力、感知能力和模仿能力，以及克服不会做的焦虑情绪。

提示: 纸包要采用清洁的纸，包物时不可包得过紧，要易于打开。先教婴儿打开包得较大的东西或玩具的纸包，以后可以逐渐打开较小的纸包，如包饼干、软糖和小积木、小娃娃等。

游戏：躲猫猫

适用年龄：1岁左右

材料准备：毛巾或手帕。

玩法：

（1）婴幼儿躺下，成人将手帕盖在婴幼儿的脸上，配合口令一、二、三拉开手帕，然后成人面对婴幼儿做表情，告诉婴幼儿："嘿！看到了。"

（2）亲子面对面坐着，成人将手帕盖在自己的脸上，然后瞬间移开手帕，并对着婴幼儿说："嘿！"

（3）成人双手将婴幼儿的脸遮住，配合从一数到十，当成人数到十的时候，迅速移开双手，同时大声喊："嘿！"

益处：通过视觉、听觉测试，感受存在与消失的不同。克服焦虑、恐惧的心理，引导婴幼儿心理的健康发展。

提示：成人也可以用窗帘和婴幼儿玩躲猫猫的游戏。遮盖的时间可以逐渐延长。

2. 针对问题：胆小

游戏：小鸭洗澡

适用年龄：1岁半~2岁

材料准备：家里用的莲蓬头，澡盆，玩具鸭子及小毛巾等

玩法：

（1）事先拿一个莲蓬头作为玩具给幼儿玩，告诉他这是什么，可以干什么，使幼儿对此不再害怕。

（2）澡盆里放一些水，和幼儿一起给鸭子洗澡，玩一会儿，告诉幼儿鸭子要用莲蓬头冲一冲。水龙头开小一些，让水从莲蓬头里出来。幼儿熟悉之后就不会害怕了。

益处：让幼儿熟悉陌生的物品，消除害怕的心理。

提示：让幼儿有一个渐进的过程，先熟悉单个的莲蓬头，然后再熟悉莲蓬头是如何给鸭子洗澡的，之后才是给自己洗澡。刚开始，出水要小，这样出水的声音才会小而轻柔，减轻幼儿的恐惧。

游戏：小猴，小猴荡呀荡

适用年龄：12个月左右

材料准备：

（1）儿歌：小猴子，荡呀荡。前荡、后荡，荡荡荡，小猴、小猴本领大。

（2）布荡椅一个。

玩法：婴幼儿立或坐在荡椅中，婴幼儿的手抓住边上的绳子，成人轻轻将婴幼儿前后摆动，幅度由小到大，边荡边念儿歌。反复进行，直到婴幼儿不再害怕，并能感到开心。

益处： 通过活动给予婴幼儿前庭平衡练习；锻炼婴幼儿的胆量。

提示： 做每个动作时要观察婴幼儿是否适应，幅度要慢慢加大，难度要慢慢加强。成人在与婴幼儿的活动过程中，要和婴幼儿进行语言上的交流，并对婴幼儿多鼓励。

3. 针对问题：爱哭

游戏：玩水

适用年龄： 18~36个月。

材料准备： 小盆、小瓶、小碗、小杯和小漏斗等容器。

玩法： 1岁半左右的幼儿可用小盆、小瓶、小碗、小杯和小漏斗等容器装水玩。成人可与幼儿一起玩，把盆子装满水，将瓶子压到水下装满，然后拿瓶子里的水倒进碗里，一边倒水一边说："宝宝的不高兴倒掉了。"如此反复多次，然后，亲一下幼儿，告诉他："宝宝的不高兴给倒掉了，宝宝笑笑。"这样，幼儿会受成人情绪的感染而高兴起来。还可用一个大盆，装上半盆水，把一些可漂浮的玩具如小船、小鸭子、小乌龟或机动的游泳娃娃、青蛙、轮船等放在大盆中，让幼儿玩，做各种游戏，如小鸭戏水、小孩游泳等。幼儿可对着大盆里的水大声叫，把自己的不高兴发泄出来。

益处： 在玩水过程中，发泄自己不高兴的情绪。

提示： 幼儿天生喜欢玩水，水是大自然赋予的玩具，可给幼儿带来无穷的乐趣。幼儿在玩水的过程中，发泄自己不高兴的情绪。开始幼儿可能会把水搞得满身满地，这时成人应在旁边指导，提醒幼儿别弄湿衣服，并帮助幼儿卷起袖子。

游戏：快乐一家

适用年龄： 8~12个月。

材料准备： 各种毛绒玩具、带响玩具、彩色垫子。

玩法： 成人引导婴儿观看地上不同的玩具，激发婴儿去玩的兴趣。鼓励婴儿在地上爬，追逐成人。成人可根据婴儿的兴趣来做各种游戏：有的婴儿喜欢找到玩具后摆弄，有的婴儿将自己喜欢的玩具放在一起，还有的婴儿可能对爬越障碍有兴趣，会反复爬。成人可根据婴儿的兴趣，选择一些游戏，如送玩具，来鼓励婴儿多爬，多拿一些好玩的玩具给成人等。

益处： 在发展婴儿爬行动作、促进身体协调性的基础上，激发婴儿的愉快情绪。

提示： 成人始终以游戏的方式鼓励婴儿活动，并在活动中尊重婴儿的意愿和需要，让婴儿自由玩耍。成人还可以与婴儿一起爬。同时注意不要让婴儿过度疲劳，要动静结合。

4. 针对问题：依赖

游戏：拉绳取物

适用年龄： 1岁。

材料准备： 绳子、桌子、喜欢的玩具。

玩法: 让婴幼儿坐在桌旁的小椅子上,桌面上放一件他喜爱的玩具,但放在他伸手够不着的地方。当他疑惑不解地看着成人时,成人就把一根绳子系在玩具上,看他是否知道拉绳子取玩具。成人可做示范,让他模仿。要多次重复这种游戏,不断变换绳子的颜色,系上不同的玩具。

益处: 理解事物之间的逻辑关系,发展独立解决问题的能力,培养自信心。

提示: 玩这个游戏的前提是会抓住小绳子,模仿动作。

游戏:用筷子夹大枣

适用年龄: 2~3岁。

材料准备: 筷子、大枣。

玩法: 一边夹一边数"1个、2个……"。由于大枣的表面因晒干而凹凸不平,比较容易被筷子夹牢,当幼儿用筷子夹住大枣时会十分兴奋,这时就应及时赞扬幼儿的小手"真巧",使他继续练习。

益处: 让幼儿在愉快中学习用筷子和数数,为生活自理打下基础。

提示: 还可用可乐瓶制作小猫等小动物,让幼儿去喂,增加乐趣。

5. 针对问题: 退缩

游戏:找朋友

适用年龄: 25~36个月。

材料准备: 幼儿喜爱的长毛绒玩具2个。

玩法: 成人预先把幼儿喜爱的长毛绒玩具分别藏在房间的某一个较明显的地方,然后成人以夸张的表情去问幼儿:"宝宝,我听见你的小兔(指玩具)在哭呢,你不要它了吗?"从而激起幼儿寻找"好朋友"的欲望。之后成人再问幼儿,小兔的哭声是从哪间房子里传出来的,使幼儿有方向地寻找。当幼儿有些失望的时候,成人可以不断提示,以帮助幼儿获得成功。当幼儿找到"好朋友"的时候,成人热情地拥抱幼儿,夸奖幼儿。然后,让幼儿把"好朋友"藏起来,请成人去找。如此反复地进行,可以调换玩具,逐步增加寻找玩具的难度。

益处: 尝试有意向地寻找"好朋友"——玩具,体验寻找"好朋友"的期望和快乐。

提示: 成人在游戏时提供藏玩具的场所必须是安全的。成人在藏玩具时,应针对幼儿的年龄特点及游戏的经验,逐步提升游戏的难度。切忌第一次游戏时就把玩具藏得太隐蔽,不方便幼儿寻找,导致游戏失败。

游戏:户外活动

适用年龄: 2个月。

环境创设: 风和日丽、婴儿兴致好时。

玩法: 把婴儿抱到室外,让他观察眼前出现的人和事物,并缓慢清晰反复地向他说明情况。这时婴儿会兴致勃勃地东看西看，目不暇接。开始时，每次2~3分钟，以后逐渐增加至15~20分钟，可结合日光浴、空气浴进行。

益处： 发展视觉，开阔眼界，启迪心智。

提示： 进行游戏的前提是婴儿的觉醒时间明显增加。

6. 针对问题：任性

游戏：不吃手指头

适用年龄： 1岁~1岁半。

环境创设： 该活动可在婴幼儿出现吃手指的情况时或婴幼儿休息时进行。

玩法： 把婴幼儿抱坐在腿上，一边摆弄婴幼儿的手指，一边念《手指歌》。念完后，告诉婴幼儿：五个手指是好朋友，相亲相爱不分离，婴幼儿要是咬了其中一个手指，别的手指朋友会不高兴。提醒婴幼儿别让手指"跑"到嘴里。

益处： 让婴幼儿明白吃手指是不好的习惯，培养婴幼儿爱清洁的习惯和活泼开朗的性格。

提示： 对于1岁多的婴幼儿来说，有些坏习惯会非常顽固，呆板地灌输卫生知识，婴幼儿并不明白。用转移目标和注意力的方法，效果会比较好。婴幼儿吃手指有多方面的原因，成人要细心观察，及时引导。

附：儿歌

手指歌

两个拇指，弯弯腰，点头笑。

两个食指，变公鸡，斗一斗。

两个小指，勾一勾，做朋友。

两只手掌，碰一碰，拍拍手。

游戏：换角色

适用年龄： 2~3岁。

环境创设： 平时一起游戏时。

玩法： 和幼儿一起玩"过家家"的游戏。提议和幼儿换角色扮演，幼儿来当"成人"，成人来当"幼儿"，可以再现幼儿的一些任性和发脾气的行为，有意为难"成人"，让"成人"来处理这些头痛的事，让"成人"来给"幼儿"讲道理。还可以两个成人分别扮演"幼儿"，一个"幼儿"很任性，一个"幼儿"很听话，让"成人"来评价这两个"幼儿"的行为，是任性好？还是听话好？

益处： 这个活动是给幼儿的行为照镜子，所谓"当局者迷，旁观者清"，幼儿难以在事件中清醒认识自己的行为，而作为旁观者，就会有更深的感受。

提示： 幼儿的任性不是1~2个游戏就可以矫正过来的，但至少通过这个游戏，幼儿可以明白一些浅显的道理。

7. 针对问题：霸道

游戏：椅子宝宝哭了

适用年龄： 3岁。

材料准备： 小椅子、哭的头像。

玩法：

（1）学"呜呜呜"哭的样子，引起幼儿的注意。

（2）"谁在哭呀？"边问边找。

（3）拿出小椅子（椅子背上贴上哭的头像），"你为什么哭呀？"让幼儿自由说出理由。

（4）和幼儿一起念念《椅子宝宝哭了》儿歌。

（5）学学拿椅子的方法。

（6）日常生活中随机教育。

益处： 了解拿椅子的方法，使幼儿养成爱护椅子的良好习惯。

提示： 虽然游戏是关于习惯养成的，实际上也是在引导幼儿换位思考问题，体察他人的感受，而不是唯我独尊。

附：儿歌

椅子宝宝哭了

小椅子，呜呜哭。

有人把我拖，

有人把我翘，

宝宝轻轻抱，轻轻放，

我是你的好朋友。

游戏：分糖果

适用年龄： 2~3岁。

材料准备： 糖果若干（装在糖果盒中），漂亮的小包。

玩法： 和幼儿一起欣赏糖果的外形，激发其活动的兴趣。然后，和幼儿一起玩"卖糖果"的游戏：请幼儿将糖果装入包中，一边走，一边吆喝："谁要糖哟？"成人则赶来买糖。

益处： 鼓励幼儿将自己喜欢的物品与他人分享，尝试关爱他人。

提示： 这里的"卖糖果"，可以调换成幼儿喜欢的其他物品，可灵活运用。游戏结束后，不要着急将糖还给幼儿，成人可与幼儿一起吃糖，感受分享的含义。

思考与练习

一、简答题

1. 简述0~3岁婴幼儿心理发展的年龄特点。

2. 结合实际，谈谈如何训练婴幼儿的视觉、听觉、触觉等感觉能力。

3. 简述0~3岁婴幼儿注意、思维、记忆、语言发展的特点。

4. 简述婴幼儿常见的情绪问题和社会性行为问题的原因和处理方式。

5. 简述感知觉在0~3岁婴幼儿心理发展中的作用。

二、设计题

1. 设计训练婴幼儿的视觉、听觉、触觉等感觉能力的游戏。

2. 请分别为视觉、听觉、触觉、本体感和平衡统合失调的0~3岁婴幼儿设计训练的游戏。

三、材料分析题

1. 妈妈为2岁的豆豆买了很多玩具和图书，而且专门布置了一个玩具房，方便把所有玩具和图书集中放在一个房间里。可是妈妈也很烦恼，因为她发现豆豆的注意力很不集中，一件玩具玩几分钟就放在一边，然后拿起另一件玩具玩了。亲子阅读的时候，坐不了几分钟又跑到玩具柜那边去了。试分析造成豆豆这种现象的原因，并提出教育的建议。

2. 妈妈带着2岁半的佳佳在社区和小朋友一起玩。佳佳想要玩另一个小朋友的汽车玩具，可是对方不同意，佳佳气呼呼地说："不给我玩，我也不给你玩，我家里有个比你的汽车还要大的飞机！"（事实上家里没有玩具飞机）。试分析一下：佳佳的行为反映了佳佳什么样的心理特点？妈妈该怎么对待佳佳的这种"说谎"？

3. 星星快3岁了，变得特别不听话，她处处和爸爸妈妈"作对"，逆反心理很强烈。要她这样做，她偏要那么干，事事都要按照自己的意愿去做，而且说要什么，马上就要到手。父母如果去干涉她，她就会大动肝火。她常常在家里发脾气，对大人们发号施令，简直像个"小皇后"。父母束手无策，觉得"这小孩变得难管了"。面对星星的任性，请你为星星的父母提出合适的教育建议。

4. 根据以下情境，分析并概括出婴幼儿的年龄阶段特点。

①婴儿发现一只纸盒里有一个漂亮的小球，而纸盒只开着一个小口。他首先会用小手指去拿，当拿不出来的时候，他会把盒子翻来覆去地看。然后，他可能停止动作，"想"了一会儿，突然用手拉开盒子口，把小球倒出来。

②把2岁的幼儿放在桌前，在桌子的前端放了一个娃娃，左侧或右侧有一条木棍。开始，幼儿试图去够娃娃，几次努力都不成功，然后就暂时放弃了。一会儿，他看到了木棍，又看了看娃娃。突然，他拿起木棍，试图将娃娃拨过来。

③成人把一个10个月的婴儿手中的玩具拿走，并放在视线范围内床垫的左侧。他会从左侧找出来，成人再重复一次动作，他还会从左侧找出来。如果成人先把玩具拿到左侧，再慢慢移到右侧床垫下，尽管婴儿看到了这种移动，但当玩具不见的时候，他还会到左侧去寻找。因为成人拿走玩具后，他最初看见物体的地方是左侧。

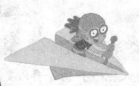

第五章

0~3 岁早教中心亲子活动设计与指导

第一节　早教中心亲子活动的设计与指导

一、早教中心和亲子活动的概念

（一）早教中心

早教中心，是0~3岁婴幼儿早期教育服务中心等机构的简称，是专门为婴幼儿的父母或家人提供早期教育培训指导和帮助的社会服务机构。它是0~3岁先学前教育的主要组织形式和任务承担者，是家庭成员陪同0~3岁的孩子，共同定期接受、参与集体教育活动的专业机构。因此，早教中心的主要服务对象是孕妇和0~3岁婴幼儿的父母和家人，主要服务目标是为婴幼儿身心健康、自主发展提供指导与服务。

目前我国的亲子教育机构主要分为两大类：一类是商业性独立的早教中心。这些机构大多数处在交通便利的商业地段或大型的社区中。这样的机构服务较全面和高档，收费水平也比较高，主要的目标客户是中高端收入人群，主要做亲子教育中的中高端市场。这种机构是中国亲子教育的推动者和开拓者。另一类则是依托于幼儿园而成立的早教中心，又

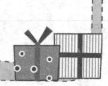

称为亲子园。亲子园通过对幼儿园的依托，形成0~6岁托幼一体化的教育优势，收费低，受众广，发展也较为迅速，是普及亲子教育的主体力量。

（二）亲子活动

0~3岁亲子活动是一种以亲缘关系为基础，建构良好的亲子互动关系，实施亲情的有目的、有计划的教育活动。它将游戏活动作为主要教育手段，教学活动遵循婴幼儿的身心发展特点，为父母和孩子提供共同游戏与学习的机会和条件，它是亲子教育的主要实施途径，具有情感交流和教育的价值。亲子活动一方面有助于婴幼儿身心健康发展，能够为婴幼儿发展成为健康健全的人奠定良好的基础；另一方面有助于家长扩展或知晓婴幼儿各方面教育的内容和方法，使家长获得恰当而先进的教育行为和教育观念，提高家长的科学育儿水平，实现婴幼儿学习、家长培训的指导思想，形成教师、家长与婴幼儿进行互动游戏的教学模式。

因此，早教中心是家长学习科学育儿的重要课堂，亲子活动是家长学习科学育儿的重要课程。

（三）早教中心亲子活动的特点

1. 参与性

家长、教师、婴幼儿三方共同参与游戏活动，教师的角色是"教练"，家长与婴幼儿是主角，通过活动示范指导，一起游戏、律动、阅读、讲故事等。

2. 互动性

教师与家长互动、教师与婴幼儿互动、家长与婴幼儿互动，这三种互动保证教育融入亲情关系中，体现出亲子园的教育理念。在互动中普及科学的早期教育理念和方法，促进婴幼儿积极主动的发展。

3. 科学性

亲子活动是根据教育对象的成长特点和需要，在专业人员指导下由婴幼儿和他们父母或看护者共同参与的一项具有指导性、互动性的活动。0~3岁潜能教育亲子课程应该是由多名幼教专家共同研究，根据0~3岁婴幼儿的生理与心理的特点设计的多种适合该年龄段婴幼儿接受能力和承受能力的、丰富有趣的活动形式。

4. 趣味性

0~3岁潜能教育亲子课程的活动注重趣味性和游戏化，让家长和婴幼儿觉得好玩、有趣，使教育目的在有趣无负担的情况下实现。

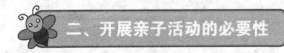
二、开展亲子活动的必要性

（一）0~3岁是人生发展最快的时期

0~3岁是婴幼儿大脑发育，以及智力、性格和行为等各方面发展的关键期，也是发展最快的时期。据脑科学研究证明，人的大脑重量在刚出生时是成人大脑重量的1/4，到3岁时，大脑重量是成人大脑重量的3/4。另外，婴幼儿的情绪情感、对事物的认知、身体机能也在这个阶段飞速发展。因此，通过亲子教育的形式，给予婴幼儿丰富的刺激，会为他们日后的成长打下坚实的基础。

（二）0~3岁包含人生发展的很多敏感期

敏感期是婴幼儿某种行为、能力等发展最快的时期。婴幼儿的这些行为经验在某一特定时期或阶段中最易获得、发展最快，也最易受影响。如民间所说的"三翻六坐七爬"。0~1个月是建立母婴心理链接的关键期，2个月是婴儿学习抬头的关键期，3个月是婴儿学习翻身的关键期，4个月是婴儿咿呀学语的关键期，6个月是婴儿学习坐和咀嚼的关键期；7个月是婴儿学习爬行的关键期，8~9个月是分辨大小和多少的关键期；2~3岁是学习跑、跳、单脚站立和口头语言的第一个关键期；3岁是计数能力发展的关键期等。

在敏感期进行的亲子活动有利于激发婴幼儿的内在潜能。当婴幼儿发现他的行为得到关注时，他往往表现得特别出色。其实，每个孩子都有这样一种心理：希望有人看着他，希望自己是亲人视线的焦点。父母鼓励的目光是他不断进取的动力，也往往能激发他的内在潜能。每个孩子都希望在父母面前表现一番，让父母为他骄傲！而这也正是开展亲子活动的目的之一。

（三）良好的亲子关系对0~3岁婴幼儿的发展非常重要

父母是孩子发展的第一任教师，0~3岁的婴幼儿独立活动能力尚不成熟，家长的引导与鼓励尤为重要。良好的亲子（父母和孩子）关系能够增进亲子交流，使家长了解孩子的能力，优化教养行为。家长和孩子可以通过亲子活动一起玩耍。亲子活动可以为孩子提供丰富的刺激，给孩子提供一定的指导，寓教于乐，同时开发孩子的智商和情商，使其在动作、认知、语言、情感与社会性等方面全面发展。

1. 亲子关系对孩子性格的形成有影响

若父母双方性格开朗、包容大方，教养出来的孩子性格也会积极向上、乐观开朗。一般来说，从出生到学龄前这个阶段，孩子和父母接触的时间是最多的，父母的行为对他们的影响也是最大的。父母的举止谈吐、一个动作一个表情都会给孩子的性格发展留下深深的烙印，指引孩子性格的发展。

2. 亲子关系对孩子人际交往有影响

良好的亲子关系有助于孩子奠定一定的人际交往基础，拥有丰富的人际关系。而且，亲子关系也会影响孩子人际交往的质量。因此，父母需要提高自己的认知水平，从而更好地感染自己的孩子。

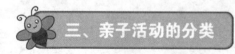

三、亲子活动的分类

（一）社会领域——帮助孩子与人交往

社会领域的亲子活动是通过亲子互动游戏及亲子间关系、儿童社会关系的培养，增强孩子对自我和外界的基本认知，培养孩子自我保护（如不和陌生人走，不去危险的地方）的基本意识。学会人际交往中最基础的态度和策略，培养孩子遇到困难自己想办法解决的能力。

（二）健康领域——促进孩子身体（尤其是动作）和心理更加健康

健康领域的亲子活动是通过安全的环境、适宜的用具和材料，让孩子了解身体各部位的器官功能（如耳、眼、手等）；通过适宜的运动器材，锻炼身体各部分机能，让孩子喜爱运动，学会爱护和保护自己的身体，培养其自信、勇敢、合作等品质。

（三）认知领域——帮助孩子认识世界、认识自己

认知领域的亲子活动是通过大量的视、听、触、嗅觉等不同类型的玩具与材料，有设计、结构化的活动，借助语言来引导孩子的思维，更加高效地促进孩子认知的发展。

（四）语言领域——让孩子学会表达

语言领域的亲子活动是通过丰富的语言环境和语言类游戏（如儿歌、亲子阅读、亲子间言语交流等），激发其对语言的好奇与憧憬，推进孩子语言习得过程，促进孩子语言能力的发展。

（五）艺术领域——培养孩子对艺术的感知

艺术领域的亲子活动是通过设置音乐、美术类亲子活动（如律动、音乐欣赏、美工、色彩、涂鸦等），使孩子从小得到艺术的熏陶，培养孩子对艺术基本的感知。

四、早教中心亲子活动的设计与指导

（一）亲子活动设计的原则

1. 快乐性原则

快乐性是指亲子活动要能给活动的双方都带来乐趣，让孩子在游戏中体会成功的快乐，让家长体会亲子交流的幸福。孩子的情感最真实，毫无掩饰。当他们在亲子课中获得快乐，产生兴趣时，就有了胜任感，就会发自内心地喜欢，主动参与到各个活动中去，还会想要参加下次亲子课。孩子是在快乐中学习、在快乐中发展的。同样，家长和教师也需要快乐的原则。

2. 适宜性原则

适宜性是指亲子活动的组织者要根据孩子的年龄特点和发展水平，确定符合儿童发展需要的活动目标。婴幼儿虽然年龄小，但有自己的发展步调，亲子活动应遵循婴幼儿的年龄特点和发展水平，活动目标符合其发展需要，既高于他们的现实发展，又是他们经过努力能够达到的水平；既要考虑每个婴幼儿某一方面发展的需要，又要着眼于每个婴幼儿整体发展的需要；既要考虑婴幼儿群体的水平，又要兼顾他们之间的差异。因此，在设计亲子课程的时候需要考虑婴幼儿的身心发展水平，目标的设定与方法的选择既不可以过高、过难，也不可以过于容易和简单。

3. 指导性原则

指导性是指亲子活动是专业人员有目的、有计划、有组织地面对家长及看护者开展科学育儿的具体指导活动。因为家长和看护者的教育行为会直接影响孩子的成长和发展，所以亲子活动的指导对象应是成人。通过指导成人与孩子共同游戏和交流，传播育儿的新观念，使他们进一步体验教育的原则和方法在实践中的应用，提高他们科学育儿的水平和能力。在亲子活动中，教师不仅是活动材料的提供者、活动组织的引导者，还是家长和孩子们的合作者。教师必须尊重家长，以平等合作的态度对待家长，与家长共同商量，形成良好的亲子氛围。无论是对家长还是对孩子，教师都应该多给予帮助和指导。指导中既要满足多数家长的需求，又要考虑对个别家长的具体指导，既要考虑对家长的现场指导，又要考虑对家长家庭育儿的指导，使每个家长都有所收获。总的来说，一般亲子教育中直接性指导、个别性指导居多，点拨式指导缺乏。

4. 适度性原则

适度性是指选择亲子活动的内容要科学适度。由于婴幼儿年龄小，训练时间要适度，不宜过长。婴幼儿处于发育阶段，精力有限，训练时间过长容易疲劳，收效不好。一般情况下，每一环节训练 10 分钟左右为宜，动静交替，以后逐渐增加时间至 20~30 分钟 / 次。活动内容既要适合婴幼儿的现有水平，又要具有一定的挑战性。亲子课程中要努力朝着适度性发展的方向进行，既要注意科学适度，也要注意活动量的适当。

5. 互动性原则

互动性是指亲子活动应该注意调动家长和孩子参与的积极性，一方面注意家长和孩子间的互动，另一方面要注重教师与家长之间的互动。家长不仅仅是被动的学习者，他们有许多丰富的经验和方法，教师可以引导他们在活动中贡献自己的教育方法，交流成功的教育经验，鼓励他们提出问题。设计亲子活动过程中，应了解家长在教育孩子方面的问题和经验，可以适当将家长好的做法引入亲子活动的过程当中，只有充分运用这些宝贵的教育资源，亲子活动才能有效达到预期的目的。

此外，亲子课程还要创设婴幼儿与同龄、异龄伙伴互动的机会。例如，创设小集体一起阅读、一起游戏的机会，这对婴幼儿发展是有积极意义的。

6. 开放性原则

开放性是指亲子活动不可能解决孩子发展中的所有问题，也不可能完全替代家庭教育，因此教师不仅要在有限的时间里对家长进行必要的示范和讲解，同时也要考虑活动的指导要向家庭延伸，每一次活动后要对家长提出回到家中应继续完成的任务。教师在设计亲子活动时，要选择最有代表性的内容，让所有的家长都能做得到。对家长提出的要求要具体可操作，鼓励他们举一反三，创造更好的经验和方法。亲子活动的方式也应该是开放的，不受时间和地点的限制，可以根据季节的不同适当安排在室内或室外，根据孩子年龄的大小，确定活动时间的长短，教师这个角色可以是专业人员，可以是社区有经验的志愿者，也可以是有经验的父母。

亲子园的课堂形式也可以是多样化的，不局限于活动室中，还可搬到亲子园外，在户外开展亲子课程。家长与孩子共同学习的亲子园课堂走进乡村、沙滩、蔬菜生态园、果林生态基地、儿童乐园、海洋公园、科技馆、商场、林场种植园、体育馆等，各具特色，内容丰富多彩。这样既符合孩子的兴趣，又有助于拓展其经验和视野，从而体现亲子课程的开放性原则。

（二）亲子活动的组织形式和实施方法

1. 亲子活动的组织形式

亲子活动的组织形式可根据不同的内容来确定。从组织形式上可分为集体活动、小组活动、个别活动。三种形式可以相互结合、灵活使用。当参与对象年龄不同时，更应注意分组开展活动，进行小组指导。由于亲子活动的对象基本是3岁以内的孩子和他们的家长（或看护者），而指导的重点是成人，所以在活动时间、活动形式、指导方式等方面与幼儿园的活动有明显的不同。

2. 亲子活动实施的方法

（1）游戏法。

婴幼儿是在玩的过程中学，学的过程中游戏的，游戏是婴幼儿的快乐之本、健康之本，是他们发现新世界、满足好奇心的源泉。游戏对婴幼儿身心发展至关重要，可以增强其运动技能，促进其感知觉、注意的选择性、集中性等智能的发展，还能培养健康活泼的心态，使他们在活动中获得成就感，给他们带来愉悦的情绪体验。

（2）操作法。

皮亚杰认为，儿童的智慧是发生于动作、产生于活动中的操作。蒙特梭利也提出，儿童的教育应当以动作及感官训练为主，使他们通过自己的直接经验和自我教育逐步发展自由而坚强的个性。婴幼儿时期的思维主要是动作思维，亲子园的课程提供了大量让婴幼儿双手操作的活动，手的操作可以直接促进各感官的发展和相互间的协调。感官能帮助婴幼儿认识事物的特性，发展和了解事物之间的关系，获得直接经验。与此同时，儿童的智力也是通过感觉器官来体现的。

（三）亲子活动课程的流程设计

由于不同年龄阶段的儿童身心发展水平不同，婴幼儿亲子教育课流程设计可以依据婴幼儿的月龄来分别设定。

1. 亲子活动的准备

亲子活动既可以在专门的场地开展，也可以在家庭中因地制宜开展。以下介绍在儿童早期发展服务中心（早教中心）开展的亲子活动。

（1）场地准备。

儿童早期发展服务中心（以下简称中心）应该为0~3岁婴幼儿开展亲子活动准备专用活动室。

场地准备：地面铺设颜色鲜艳（红、黄、蓝）、材质轻软且环保的地垫（图5-1）。墙面1.2米以下无硬质材质的桌椅等（1.2米以下可软包），四周无暴露的电源插座、尖锐墙角等安全隐患。活动开始前后，地垫消毒，开窗通风，温度适宜。

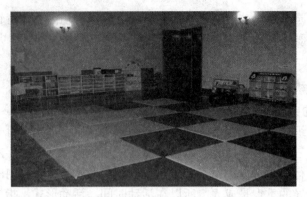

图 5-1 亲子活动室

（2）材料及教具准备。

材料及教具要根据亲子活动的内容来准备，如健康类（动作类）需要摆放触觉板、蹦床、钻爬组合等感觉统合器材；艺术类活动要准备音乐光盘、音响、乐器（沙锤、响铃等）、美工用彩纸、水彩笔等。

材料数量根据参加活动的家庭数量决定，每个家庭一份，志愿者一份，可以多准备1~2份材料备用。材料及教具要提前15分钟准备好，按次序摆放以便于发放，并且要放到婴幼儿视线范围之外，以免影响其注意力。

拓展阅读

彩虹伞的玩法

彩虹伞的功能：发展宝宝的平衡能力、手眼协调能力以及跑的能力等。

玩法 1：转伞

宝宝坐在伞的中间，家长和老师弯腰抓住伞边，让彩虹伞贴着地面，一起顺时针或逆时针旋转彩虹伞。

玩法 2：炒豆豆游戏

家长和老师站立抓住伞边，彩虹伞高度在腰部以下（婴幼儿看得到、够得着），把多个彩色的小软球放在伞上，大家一起上下抖动，小球会抖出彩虹伞，婴幼儿可以去捡球再扔回彩虹伞上。

玩法 3：钻山洞

两位老师面对面站立，将彩虹伞从中间对折拉直，双手撑开彩虹伞形成一个彩虹山洞，在接近老师头的高度，婴幼儿和家长排队钻过山洞。

玩法 4：找颜色

家长和婴幼儿站在伞上，听老师说出一个颜色后，婴幼儿和家长找到这个颜色，可以站或坐在这块颜色上。

（3）人员准备。

每次亲子活动需要两位早教老师（1名主教、1名助教）。

两位老师要分工明确，提前熟知活动流程及内容，并了解家长及婴幼儿的基本情况。主教在活动开始前负责设计整个活动，在活动过程中作为主要的示范者，来引导家长和婴幼儿参与活动。如果出现突发情况，要负责及时调整课程内容以满足家长和婴幼儿的需求。活动结束后，要告知家长如何在家中进行亲子活动的延伸。

助教在活动开始前负责准备活动所需材料，活动过程中协助志愿者进行活动的示范，发放活动材料。在活动出现突发情况或者个别婴幼儿出现情绪不稳定的现象时，助教要及时予以关注，并解决问题，维持活动秩序。

 拓展阅读

早教主教老师岗位职责及工作内容

1. 保证教学质量，杜绝出现任何投诉现象。

2. 定期进行教学研讨，汇报各项教学中出现的问题，并做好相关总结。

3. 做好新开班的前期沟通工作，确保新开班的正常运行。

4. 汇总每一位孩子的特点，针对不同孩子的状态进行因材施教。

5. 定期与家长进行教学沟通，汇报孩子的上课情况及进步，将沟通做到量化，并做好详细记录，及时反馈家长的反映及需求。

6. 严格按照中心规定进行上课，不私自推延上课时间或减少上课时间。

7. 对教学改进提出实质性的建议。

8. 协助教学园长进行教学用品的盘点或采购。

9. 执行各项市场活动的宣传及带动。

10. 积极指导新进教师，做好"一帮一"的带动工作。

11. 做好上课教室的管理，及时清洗、归还各项教学教具。

12. 积极主动进行自我教学提升，不断提升教学水平和教育能力。

13. 积极参与各项教学活动的研发及构思。

14. 协助客服做好出勤率的分析和总结。

15. 完成上级领导交办的其他任务。

早教助教老师岗位职责及工作内容

1. 保存与管理教具。

2. 整理教室里家长的衣物。

3. 主动协助主教老师提前准备好当天课程所需教具，并和主教老师沟通好课程内容。

4. 课程结束后及时整理教室和教具，保证下堂课的正常进行。

5. 课前检查教室，做到干净、整洁；检查教具，做到安全、美观、卫生。

6. 家长和孩子来到亲子园热情接待问候，并向家长简单介绍上课规则，如换鞋、关机、积极参与课堂活动、上课不吃东西等。

7. 以积极、主动的态度参与课堂，起到良好的带动作用，随时配合主教老师维护课堂秩序和调节课堂气氛。

8. 课堂中积极关注家长和孩子的需要，及时给予正确指引和帮助。

9. 课堂中要仔细关注每个孩子的反应，并做简单的记录，下课后主动跟家长面对面沟通或电访。

10. 如孩子在课堂中尿尿，老师应及时用消毒抹布擦干，并换上干净地垫。

11. 协助孩子进食点心，并照看好每一个孩子，直至全部用餐完毕。

12. 外出活动必须做好安全维护工作。

（4）其他准备。

①教师要事先对活动内容和流程进行充分的了解和熟悉，对家长和孩子的情况进行摸底，并充分考虑可能出现的突发情况及解决方案。

②主教及助教要精力充沛、面带微笑地迎接家长及孩子，引导孩子与教师、其他孩子打招呼（对内向的孩子不强求，给予其充分的空间），与到达的孩子充分沟通。主教及助教可以利用肢体语言（微笑、拥抱等），使孩子增强对志愿者及助教的情感依赖，减少孩子的陌生感和焦虑情绪。

③活动开始前，可以播放轻松温馨的音乐，激发家长和孩子的情绪，也可以和家长进行短暂的交流，了解其需求和孩子情况。

2. 亲子活动计划制订的原则

亲子活动计划是根据0~3岁婴幼儿身心发展规律，针对婴幼儿各个机能发展的关键期，以全新的教育理念、科学的教育方法、亲子互动等有趣的方式，精心设计出的一套较为完善的早教方案，可以让婴幼儿在家长的陪伴下"玩中学、学中玩"。通过亲子游戏，培养婴幼儿的感知能力、语言能力、动作能力、交往能力、音乐表现能力等，促进婴幼儿的机能发展，增进亲子间的亲密关系。

（1）符合婴幼儿年龄段的发展特点和需求。

0~3岁年龄阶段是婴幼儿动作、认知、语言、情感和社会性、艺术等发展的"黄金时期"，不同年龄阶段的敏感期不同，所以亲子活动一定要符合婴幼儿的年龄特点和需求。

（2）活动要培养婴幼儿的综合能力。

在亲子活动中，要注重婴幼儿综合能力的培养。首先，一项亲子活动可以培养婴幼儿的多项素质，如亲子阅读包含语言、情感和社会性的培养。其次，在一次亲子活动中，可以考虑设置不同环节、动静结合，包含语言活动、认知活动，也包含体能活动，要涉及婴幼儿发展的不同方面。针对婴幼儿发展的五大领域，设计活动时既要有所侧重，也要在活动中体现对综合能力的培养。活动比例要相对平均，活动要交叉进行。

（3）开展的活动既能适合于中心，也能适合于家庭。

亲子活动来源于生活，又反馈到生活，中心亲子活动机会有限，要鼓励家长将活动迁移到家中，要通过创新活动方式来维持婴幼儿的新鲜感。

利用生活中常见、真实的道具作为游戏材料。例如，在中心进行了训练精细动作的"给洋娃娃梳小辫"的活动，在家中，家长可以利用真实常见的玉米皮作为道具，从玉米皮根部撕起，撕成细条，编成小辫子。

变化活动方式。例如，在中心通过看图、蔬菜模型进行了"认识蔬菜"的亲子活动，回到家可以带孩子到菜园中，让孩子辨认蔬菜，或者在家中吃饭时，让孩子说出自己想吃的蔬菜，并参与到洗菜、择菜等活动中。

变化活动成员。例如，在中心是志愿者、家长和孩子一起活动，回家以后，可以邀请邻居、亲戚等参加活动，这样可以扩大孩子的交往范围，在游戏中学会和其他人交往。

（4）因地制宜、就地取材、简便易行。

充分利用生活中常见的真实物品，因地制宜，就地取材。比如"打节奏"，可以将小石子装入矿泉水空瓶中，进行摇晃，制作成打击乐器，跟着音乐打节奏。比如"翻绳"游戏，用一根绳子随时随地游戏，就可以促进孩子手部精细动作的发展。

（5）充分利用当地的文化特色，如民谣、方言等开展婴幼儿喜爱的亲子活动。

每个地方都有自己的文化特色，如民谣、方言等也是婴幼儿喜欢听到的。如果用民谣、方言来创编游戏，不仅家长易于参与，也适合当地民情，易于流传和保留。

3. 亲子活动计划的基本结构

进行亲子活动设计时要考虑很多因素，以下这些因素可以称为一个完整的亲子活动。

（1）活动类型：认知领域、健康领域、社会领域……

（2）适宜年龄：如 2 岁左右（或者月龄）。

（3）活动名称：如"泡泡飞上天"……

（4）活动目标：家长目标、宝宝目标……

（5）活动准备：场地、玩（教）具设备、教师个人……

（6）活动步骤：自选玩具、集体活动、再见时间、指导家长建议、家庭延伸活动、常见问题的处理、安全隐患及排查……

（7）活动评价：对活动效果以及过程中的问题进行思考和分析，为以后活动的开展积累经验。

【早教中心亲子课堂范例】

活动类型： 健康领域。

适宜年龄： 2 岁左右。

活动名称： 泡泡飞上天。

活动目标：

☆**家长目标：**

1. 学习观察自己的宝宝，了解本年龄段宝宝发展的特点，并学习适当给予宝宝帮助和鼓励，既不包办也不放任。

2.家长能够以游戏化的语言引导宝宝进行活动，激发宝宝的兴趣。

3.家长能够学会"泡泡飞上天"的游戏，并能在家庭延伸活动中带宝宝一起做游戏。

☆**宝宝目标：**

1.宝宝愿意在家长的带领下上前与训练者打招呼。

2.宝宝能在家长的帮助下初步感受亲子游戏带来的快乐。

3.锻炼宝宝手眼协调性及身体灵活性。

活动准备：

1.准备小铃鼓、小贴画、轻音乐、泡泡水、彩色塑料圈（泡泡水可以在家中自己调制，彩色塑料圈不要太大有手柄，可以用铁丝、塑料丝等自制，用于吹泡泡）。

2.老师提前开窗换气，保持室内温度适宜，地面整洁，玩（教）具摆放整齐有序。

3.主教及助教老师再次确定本次活动中的各个环节，针对相互配合的细节部分进行有效沟通。

4.检查教具和材料，小铃鼓一个，小贴画每个宝宝一份，泡泡水和彩色塑料圈一套。摆放整齐。

5.检查播放器是否能用及U盘中音乐顺序是否正确。

6.老师检视仪容仪表，调整好情绪状态，迎接宝宝和家长的到来。

活动步骤：

一、来园，宝宝自主选择玩具

1.接待来园：老师与来园的宝宝及家长打招呼，老师和家长要鼓励宝宝和老师问好，鼓励宝宝和其他宝宝打招呼，或者握握手、抱一抱。老师态度要热情，让宝宝在陌生的环境中消除紧张情绪。在传染病高发的季节，老师还要预备体温计，对高温家长和宝宝要进行晨检，以避免传染其他人。

2.宝宝自主选择游戏：家长鼓励宝宝自己选择喜欢的玩具，在玩耍过程中，如果宝宝和其他宝宝有分享玩具的机会，家长可以给予鼓励，如果没有分享，也不强求。这个过程中家长要观察自己的宝宝，了解宝宝的喜好、行为习惯等。老师要主动亲近宝宝及家长，但是老师不能随意打断宝宝玩耍的注意力。

二、集体活动

（一）欢迎歌

老师面向宝宝和家长，向宝宝及家长做自我介绍："嗨，大家好，我是××老师，很高兴见到大家。我旁边的是我的助教××老师，我们欢迎你们，让我们一起唱《欢迎歌》吧。"

欢迎歌："嗨，宝贝你好吗，高兴见到你，我们挥手挥手大家在一起，有老师有妈妈还有宝贝你，我们相聚在这里。"

《欢迎歌》还可以用其他歌曲替代，老师可以自编歌曲。

（二）点名游戏

老师可以拿出一个小铃鼓。面对宝宝和家长："大家都认识我了，那我们一起来认识一下，今天来的都有哪些小朋友们吧！我点到谁的名字，谁就上来敲一下小铃鼓"。

老师点名，家长和老师鼓励宝宝们上前，并及时给予表扬。对于害羞的宝宝，老师可以主动用手中的小铃鼓去和宝宝亲近。

（三）游戏环节"泡泡飞上天"

1. 老师拿出泡泡水和塑料圈，用塑料圈蘸一下泡泡水，吹出五颜六色的泡泡，引导家长带着宝宝观察泡泡，如泡泡的形状等。

2. 老师示范儿歌：吹呀吹呀吹泡泡，吹得泡泡圆又圆，泡泡飞到蓝天上，啪的一声不见了。老师讲解歌词，让宝宝理解意思，并体会泡泡的形状和泡泡会消失的特征。

3. 老师播放轻音乐，请宝宝和家长一起说《泡泡飞上天》的歌词。

4. 老师吹泡泡，并放轻音乐，让宝宝用小手去触摸泡泡、感知泡泡。这个环节可以重复，让宝宝体会游戏的快乐。

（四）运动环节："泡泡飞上天"

老师带领家长和宝宝围成一个大圆圈。老师告诉宝宝："我们现在是一个大泡泡，我们一起把这个泡泡吹大。"一边说儿歌，一边将圆圈拉大，当说到"泡泡飞到蓝天上，啪的一声不见了"的时候，大家都松手，表示泡泡破了。

三、再见时间

游戏结束后，让宝宝和家长稍作休息，老师示范唱《再见歌》。

"我们来说再见，我们来说再见，我们来说再见再见，我们来说再见，我们来说再见，我们来说再见再见。"

老师带领大家一起唱《再见歌》，并给每一个宝宝拥抱，可以发给宝宝小贴画，鼓励宝宝下次继续参加活动。

四、指导家长建议

1. 帮助家长了解2岁左右宝宝年龄阶段的特点。

2. 在问好和说再见的环节，家长要鼓励宝宝和老师、和其他宝宝互动，但是对于不同性格的宝宝，家长要因人而异。如果宝宝性格比较内向，可以逐步鼓励宝宝和老师以及其他人互动。

3. 在亲子活动及游戏的过程中，鼓励家长要和宝宝一起主动参与活动，做好参与者、观察者、引领者的角色。在游戏中随时注意观察宝宝的身体及情绪状况，及时做好安抚，并在需要的时候及时给予帮助。

五、家庭延伸活动

1. 鼓励家长在家带宝宝进行关于吹泡泡游戏，泡泡水可以自己调制。在吹泡泡游戏的时候，不仅要让宝宝参与到游戏中体会快乐，还可以尝试让他们用小手去触摸，用手指去戳泡泡。这个游戏可以锻炼宝宝的视觉追踪、手眼协调能力。

2. 家长在家中还可以带宝宝继续进行"泡泡飞上天"的体能活动，可以邀请家中的亲戚朋友，也可以邀请社区里的叔叔阿姨和宝宝玩，让宝宝在游戏中和其他人接触，增强宝宝的交往能力。

3. "泡泡飞上天"的亲子活动在不同年龄阶段的应用：1岁~1岁半的宝宝通过观看家长玩这个游戏，用手去指泡泡，可以锻炼他们眼睛的灵敏度。2岁半~3岁的宝宝

除了活动中介绍的情况外，还可以自己来吹泡泡，自己动手和家长共同调制泡泡水，以此锻炼宝宝的动手能力，增强科学探究的意识。

六、常见问题的处理

1.请家长注意游戏要求，在老师吹泡泡的时候，宝宝会由于兴奋去抓泡泡。这个时候家长要关注宝宝安全，不要让宝宝们互相碰撞。

2.当宝宝和老师、家长拉成圆圈的时候，可能宝宝不能理解大圆圈就是泡泡，这个时候家长可以用比较形象的语言给宝宝讲解，鼓励宝宝参与，当宝宝发现泡泡逐步变大并突然破了的时候，他们通常会很快乐。

3.泡泡水一旦不慎入眼，要及时用清水冲洗。

七、安全隐患及排查

1.吹泡泡的时候要注意场地的准备。如果在软垫子上进行，就要防止因表面光滑而使宝宝在追逐泡泡时滑倒。最好在开阔的场地，避免宝宝碰撞。

2.尽量不要让宝宝接触泡泡水，避免他们沾染到手上或者入口、入眼。

活动评价：

亲子互动中宝宝情绪快乐，家庭之间的配合需要加强。

（四）亲子活动设计注意的事项

1.活动设计应生动活泼，符合婴幼儿身心发展特点

考虑婴幼儿年龄特点、认知特点及心理发展特点，应将活动课程生活化、游戏化、音乐化，关注婴幼儿的情绪情感体验。

2.重视家长在活动中的主动性

家长是活动的承载者和传递者，教师要尊重家长，以平等合作的态度对待家长，同家长共同商量，取得家长的支持和配合。

（1）让家长明确活动的目的和要求。帮助家长调动积极性，全身心投入，做孩子的合作者。

（2）家长在活动前应注重引起孩子参与的兴趣。

（3）家长要根据孩子实际情况选择合适的目标，指导孩子的活动。

（4）家长在活动中要注重孩子能力的培养。多问："这该怎么玩""让我们一起试试，好吗？"

（5）引导家长关注孩子的成长变化，家长要信任孩子，多给孩子动手尝试的机会。

（6）家长要用鼓励的方式评价孩子，让孩子体验成功的快乐。

（7）对家长回家后完成任务的情况要进行必要的检查，鼓励家长举一反三，创编更新的形式和方法。

（8）适当安排家长之间的交流，让他们对自己充满信心，对孩子的发展有更充分的认识和理解。

3.加强教师的指导作用

在亲子活动中，教师是材料提供者、活动组织的引导者，是家长和孩子的合作者。

（1）直接性指导。教师直接在活动中示范如何指导孩子，并且介绍教育观念及方法。

（2）个别性指导。在家长指导孩子游戏的过程中，教师个别指导家长该怎么做，鼓励家长提出问题，开展有针对性的指导。

（3）评价性指导。教师将活动中观察到的家长指导孩子的一些好的例子介绍给大家，然后分析其中科学的观念及方法，以此给家长一些启发。

（4）点拨式指导。家长指导孩子活动有困难时，教师应帮助家长提供解决的方法，告诉家长为什么要这样做。

（5）归纳性指导。活动结束时，教师将本次活动的目的和家长应如何指导孩子的方法加以小结并归纳，帮助家长巩固练习。

|||||||||||||||　第二节　早教中心亲子活动范例　|||||||||||||||

在一个完整的亲子活动课堂中，各个环节要完整，既有来早教中心时的问好环节，也有离园时的再见环节，保证儿童在活动中充分熟悉环境，并积极参与。

实际的亲子活动中必须根据儿童的年龄特点进行环节的取舍，如果孩子年龄小，不一定所有的环节都要进行，但是开始的问候环节和结束时的再见环节必须保留。保证儿童对环境有一个熟悉和适应的过程，并能够逐步养成良好的行为习惯。

亲子活动中必须充分调动家长的积极性，并发挥家长的智慧，充分开展家庭延伸活动。

　一、0~1.5 岁婴幼儿亲子活动案例

【核心信息】

（1）0~1.5 岁婴幼儿的亲子活动时间不宜过长，活动中要根据婴幼儿情况适当休息。

（2）健康领域的活动，必须关注到活动场地的安全性和清洁度。

（3）亲子活动中必须充分调动家长的积极性。对于 0~1.5 岁的婴幼儿来说，活动还不能自主进行，家长的作用尤其重要。

> **【范例（一）】**
>
> **活动类型：** 健康领域
>
> **适宜年龄：** 0~6 个月
>
> **活动名称：** 抚触练习
>
> **活动目标：**
>
> ☆**家长目标：**
>
> 1. 学习抚触的基本手法，培养和宝宝的亲子关系。
>
> 2. 学习观察自己的宝宝，了解本年龄段宝宝触觉发展的特点。

☆宝宝目标:

1. 促进感知能力发展,建立对妈妈的信任。

2. 触觉得到发展,促进血液循环。

活动材料:

音响播放器、音乐《碧翠丝》、毛巾被或浴巾、按摩油。

活动准备:

1. 老师提前开窗换气,保持室内温度适宜,地面整洁,玩(教)具摆放整齐有序。

2. 主教及助教老师再次确定本次活动中的各个环节,针对相互配合的细节部分进行有效沟通。

3. 预备足够数量的毛巾被或浴巾,每个家庭一份,老师一份,并多准备一两份以备份,叠放整齐。

4. 检查播放器是否能用及U盘音乐顺序是否正确。

5. 老师检视仪容仪表,调整好情绪状态,迎接宝宝和家长的到来。

活动步骤:

1. 头部抚触。

老师播放轻音乐,家长坐在垫子上,让宝宝舒服地坐在家长腿上。家长一只手抱好宝宝的腰部,一只手放在宝宝的头上,顺时针方向,由上到下,轻轻对宝宝头部进行按摩,力度要适中。

2. 脸部及全身抚触。

让宝宝仰躺在毛巾被或浴巾上,家长用手依次抚触宝宝身体各部位(脸部:顺时针方向抚触脸颊、额头、下巴等;胸腹部:以肚脐眼为中心,顺时针方向抚触;四肢:从上到下;手脚:按摩手心、脚心,并挨个抚触手指和脚趾)。

☆指导家长建议:

1. 抚触前最好抹上按摩油,防止对宝宝娇嫩的皮肤造成伤害。

2. 抚触时,要注意力度,要均匀。

3. 要和宝宝有交流,眼睛注视宝宝,对宝宝轻声哼唱或说话。

4. 结束后要对宝宝亲一亲,让宝宝体验被爱抚的感觉。

5. 3岁以下的宝宝都可以做抚触,对于1.5岁以上的宝宝可以在抚触的同时,一边抚触一边说儿歌,发展宝宝的语言能力。

☆家庭延伸活动:

1. 在家里可以选一些轻柔优美的曲子。

2. 鼓励饭后半小时、洗澡后或睡前进行。

3. 抚触时注意室温,控制好时间每次不要超过20分钟。

☆常见问题的处理:

抚触时如果宝宝哭闹,请家长根据宝宝的实际情况分析原因:是否力度过大?是否室温过低或过高?是否抚触时间过长?是否没有和宝宝交流?是否音乐太过吵闹?是否有身体上的不适?

☆安全隐患及排查：

因为宝宝的皮肤比较娇嫩，所以家长要注意抚触的力度，不可以太用力，避免造成皮肤的损伤。

【范例（二）】

活动类型： 健康领域

适宜年龄： 0~6个月

活动名称： 抓小鱼

活动目标：

☆家长目标：

1. 学会观察宝宝的发展特征，培养宝宝进行游戏的兴趣。

2. 学会和宝宝进行亲子交流，及时回应并鼓励宝宝。

☆宝宝目标：

1. 促进手部抓握能力，锻炼小手肌肉和手眼协调的能力。

2. 愿意和家长共同游戏。

活动材料：

用毛线系着的布做的小鱼30条，仿真娃娃一个。

活动准备：

1. 老师提前开窗换气，保持室内温度适宜，地面整洁，玩（教）具摆放整齐有序。

2. 主班及助教老师再次确定本次活动中的各个环节，针对相互配合的细节部分进行有效沟通。

3. 预备30条小鱼。平行于地面悬挂一条直线在活动室正中间，小鱼有高有低系在线上，小鱼的高度可参考家长抱着宝宝时，宝宝可以平视抓握的高度。仿真娃娃一个。

4. 检查播放器是否能用及U盘音乐顺序是否正确。

5. 老师检视仪容仪表，调整好情绪状态，迎接宝宝和家长的到来。

活动步骤：

1. 老师示范第一种玩法：老师抱着仿真娃娃走到小鱼跟前，握着仿真娃娃的手，试着去抓握小鱼。同时用语言描述："宝宝们，你们看到大娃娃来抓小鱼了，真好玩啊！"

2. 家长抱着宝宝进行练习。有的宝宝不会自己伸手去够，家长可以帮助。

3. 老师示范第二种玩法：晃动绳子使小鱼们晃动起来，家长再次抱着宝宝练习抓握住晃动的小鱼。

☆指导家长建议：

1. 用宝宝舒服的方式抱着宝宝，注意抱宝宝正确的方式：0~3个月的小宝宝需要保护颈椎及腰部，可以让宝宝平躺，家长提着小鱼的线在宝宝脸部上方移动，让宝宝练习视觉追踪即可，3个月以上的宝宝，可以托着颈椎腰部竖抱，5~6个月的宝宝，可以尝试家长右手托住宝宝小屁股，左手环抱宝宝胸前，让宝宝面向前方固定在家长身前。

2. 抱着宝宝抓握小鱼时，家长调整好位置，不要太近也不要太远，让宝宝伸手可以抓握到小鱼，尽量保持身体的稳定。

3. 要和宝宝有交流，眼睛注视宝宝，关注宝宝的情绪，及时鼓励宝宝。完成游戏后要对宝宝亲一亲，让宝宝体验被爱抚的感觉。

☆家庭延伸活动：

1. 在家里可以利用旋转玩具如旋转木马让宝宝练习抓握。

2. 家长可以伸出食指让宝宝练习抓握，熟练后可以晃动手指增加难度。宝宝抓握成功后要及时鼓励宝宝。

3. 家长还可以利用其他玩具，可以在宝宝躺卧的时候，在上空垂钓喜欢的玩具。

☆常见问题的处理：

1. 宝宝如果不想参与游戏，可试着让宝宝看看小鱼，摸摸小鱼，熟悉后再进行游戏。

2. 有的宝宝抓住小鱼以后就不想再放手，家长可以示范，抓住再放手，让小鱼晃动起来，增强宝宝的兴趣，宝宝看到晃动的小鱼，就喜欢放手了。

☆安全隐患及排查：

0~3 个月的小宝宝在仰卧进行视觉追踪时，家长要注意游戏材料的选择，尽量选择安全环保，不会掉渣，易于抓握的材质。

【范例（三）】

活动类型： 认知领域

适宜年龄： 6~12 个月

活动名称： 躲猫猫

活动目标：

☆家长目标：

1. 学习本年龄段宝宝认知发展的特点，会用生动夸张的语言或动作和宝宝交流，培养亲子关系。

2. 学习观察宝宝的行为，并能及时给予鼓励和帮助。

☆宝宝目标：

1. 在家长简单的语言、夸张的表情的引导下宝宝做出反应。

2. 锻炼宝宝的视觉追踪能力。通过游戏培养和家长或熟悉的人的亲子关系。

活动材料：

音响播放器、抒情的音乐、手帕或纱巾。

活动准备：

1. 老师提前开窗换气，保持室内温度适宜，地面整洁，玩（教）具摆放整齐有序。

2. 主教及助教老师再次确定本次活动中的各个环节，针对相互配合的细节部分进行有效沟通。

3. 预备足够数量的手帕或纱巾，每个家庭一份，老师一份，并多备一两份。摆放整齐。

4. 检查播放器是否能用及 U 盘音乐顺序是否正确。

5. 老师检视仪容仪表，调整好情绪状态，迎接宝宝和家长的到来。

活动步骤：

1. 老师示范，拿出手帕或纱巾，挡住自己的脸几秒然后移开，微笑着和家长及宝宝打招呼。

2. 向每个家庭发放手帕或纱巾。家长用手帕或纱巾挡住自己的脸几秒然后移开，微笑着和宝宝打招呼。

3. 家长把纱巾蒙在自己头上，然后拿开微笑着和宝宝打招呼。之后再蒙在宝宝头上，拿开，并微笑着和宝宝打招呼。

4. 家长将纱巾再次蒙在宝宝头上，尝试让宝宝自己拿开，并和宝宝打招呼。

☆指导家长建议：

1. 和宝宝游戏时要微笑，表情要夸张。

2. 随时关注宝宝情绪。

3. 宝宝初次玩躲猫猫遮盖的时间要短，以免宝宝害怕。

4. 先用类似纱巾这种半透明的材质蒙住脸，然后再用不透明的材质，如小手帕。

☆家庭延伸活动：

1. 躲猫猫的形式可以多种多样，可以准备纱巾或手帕和宝宝玩躲猫猫的游戏。还可以用毛巾被、被子等大的生活用品。也可以躲在人后、物体后。看宝宝接受的程度。

2. 家里还可以玩照镜子的游戏。家长用镜子照宝宝的脸，再拿开镜子，宝宝会去用手够镜子，自己模仿家长的动作。

☆常见问题的处理：

游戏时如果宝宝哭闹，请家长根据宝宝的实际情况分析原因：是否饥饿或困倦？建议在吃饱睡足后进行游戏。是否有身体的不适？是否因为害怕？家长的态度、遮盖的时间、游戏材质如何等。

☆安全隐患及排查：

和宝宝玩躲猫猫时要有大人陪同，不要让宝宝单独玩；要考虑物品是否安全，比如宝宝之间不能用大毛巾被或被子蒙宝宝。

【范例（四）】

活动类型： 健康领域

适宜年龄： 6~12 个月

活动名称： 翻越障碍

活动目标：

☆家长目标：

1. 了解爬行对宝宝发展的重要意义：促进全身动作的协调发展，促进前庭平衡觉及智力的发展。

2. 学习创设情境，通过游戏激发宝宝参与游戏的兴趣，增进亲子间的情感。

☆宝宝目标：

1.练习四肢协调地爬行，且腹部不贴地面。促进宝宝手臂、腹部、腿部力量的发展。练习四肢的协调性。

2.培养宝宝勇敢探索的精神，能在成人的帮助下爬过小的障碍物，钻过拱形桥。

活动材料：

方形的软垫、大的拱形积木、节奏欢快的音乐、音乐播放器、布偶玩具每个宝宝一个。

活动准备：

1.老师提前开窗换气，保持室内温度适宜，地面整洁，玩（教）具摆放整齐有序。

2.主教及助教老师再次确定本次活动中的各个环节，针对相互配合的细节部分进行有效沟通。

3.创设适宜的爬行环境：宽阔的场地，地面铺设地垫。摆放好障碍物，如软垫和拱形积木。布偶玩具每个宝宝一个。

4.检查播放器是否能用及U盘音乐顺序是否正确。

5.老师检视仪容仪表，调整好情绪状态，迎接宝宝和家长的到来。

活动步骤：

1.游戏创设：老师出示布偶玩具，放在爬行的终点，老师做示范，先爬过小山坡（软垫子垒高），钻过小桥洞拱形积木，拿到布偶玩具。

2.老师边示范，边向家长介绍爬行的要领。如：爬山坡要借助四肢的协调力量，钻小桥要尽量腹部贴地面，但不挨地，可以锻炼四肢力量。

3.家长带着宝宝练习爬行的动作，陪伴宝宝翻越障碍，拿到玩偶。

4.宝宝熟练爬行后，根据宝宝情况，也可以进行爬行比赛。

☆指导家长建议：

当宝宝爬行有困难时，家长可以用手一前一后推着宝宝的脚，帮助宝宝用力向前爬。宝宝腹部无法离开地面时，家长可用双手轻托住宝宝的肚子（或用较宽柔软的围巾），帮助宝宝感受腹部向上的力量。

1.家长可以和宝宝一起爬行，增强宝宝的兴趣。

2.完成后要对宝宝亲一亲、抱一抱，及时鼓励宝宝的进步。

☆家庭延伸活动：

1.在家时鼓励宝宝多进行爬行的练习。

2.可以和家人一起进行亲子游戏，由一位家长坐在地上当作山坡，另一位家长弓起身体或两位家长伸手搭成桥洞，创设游戏情节鼓励宝宝爬过去，钻过去。

☆常见问题的处理：

当宝宝不想爬时，要分析具体原因，可以用宝宝感兴趣的玩具吸引其爬行。如果是不会爬行的宝宝，家长可耐心帮助宝宝掌握爬行的要领，多鼓励宝宝进行练习。如果是因为爬行路线太长或超出宝宝能力范围，要根据情况灵活调整。对宝宝的进步及时给予鼓励，不要刻意和其他宝宝进行对比。

☆安全隐患及排查：

对于腹部不能离地的宝宝，如果家长选择用围巾托住宝宝腹部，要注意选择材质较柔软、较宽的围巾，床单也可以。避免较窄的、硬的布条，那样会勒到宝宝的肚子。向上提拉时注意高度及接触身体部位的控制，避免造成骨骼和肌肉的损伤。

<h2 style="text-align:center">【范例（五）】</h2>

活动类型： 健康领域

适宜年龄： 1~1.5 岁

活动名称： 大龙球

活动目标：

☆家长目标：

1.初步学习了解感觉统合训练对宝宝的意义。

2.学习如何在生活中对宝宝进行感觉统合训练。

☆宝宝目标：

1.触觉和前庭平衡觉的发展。

2.喜欢运动。

活动材料：

仿真娃娃一个、大龙球人手一个、轻音乐。

活动准备：

1.老师提前开窗换气，保持室内温度适宜，地面整洁，玩（教）具摆放整齐有序。

2.主教及助教老师再次确定本次活动中的各个环节，针对相互配合的细节部分进行有效沟通。

3.预备足够数量的大龙球，每个家庭一个，老师一个，检查有无破损或漏气。

4.检查播放器是否能用及 U 盘音乐顺序是否正确。

5.老师检视仪容仪表，调整好情绪状态，迎接宝宝和家长的到来。

活动步骤：

1.老师示范第一种玩法：助教老师扮作宝宝趴在地上，老师请出大龙球，"今天有个大龙球要来和宝宝们做游戏，它要在宝宝的身上滚一滚，跳一跳。"配合语言，老师将球从助教老师身上滚一滚，偶尔在身体某个部位停留，并轻压两下，让宝宝感受不同的力量。

2.老师指导家长帮助宝宝做练习，提醒家长注意滚压的力度，以及可以轻压的部位。

3.老师示范第二种玩法：宝宝坐在大龙球上，家长协助保持大龙球的稳定，扶着宝宝腋下，宝宝可以利用臀部的力量上下振动。

4.老师根据宝宝的情绪状态，可以示范第三种玩法：老师示范让仿真娃娃趴在大龙球上。家长扶住宝宝髋部，边念儿歌边让宝宝在大龙球上有节奏地前后左右摇晃。这个环节是否进行，要根据宝宝的个体情况和胆量决定。

附儿歌：

小宝宝，摇啊摇，摇到前，摇到后，摇到左，摇到右，摇的宝宝乐呵呵。

☆指导家长建议：

1.宝宝如果感到害怕，家长不要强迫宝宝参与，可以让宝宝先摸摸大龙球，或者看着别的宝宝先玩，等宝宝有玩的意愿后再尝试。

2. 宝宝趴在地上感受大龙球的轻弹，按压时注意力度要轻，同时要注意按压的部位，可以是小屁股，腿等部位，尽量避免小肚子的按压。

3. 宝宝趴在大龙球上感受前后左右摇晃时，家长要控制节奏和力度，要注意不要太快、摆动幅度不要太大。

4. 随时关注宝宝的情绪状况，宝宝情绪激烈时要停止游戏，及时帮助并安抚宝宝。

5. 结束后要亲一亲或抱一抱宝宝，及时鼓励宝宝的具体行为。

☆家庭延伸活动：

1. 1~1.5岁的宝宝，需要进一步锻炼下肢肌肉的力量，在生活中可设计一些如下蹲拾物、上斜坡、推车（大球）走、追逐跑之类的游戏活动。可以拉着宝宝的手练习迈楼梯，开始宝宝可能抬脚费力、身体不平衡，家长可用较多的助力帮助宝宝，以后逐渐减少助力，锻炼其用自己的力量迈楼梯。

2. 前庭平衡觉在日常生活中可通过亲子游戏的方式进行：让宝宝站在家长的脚上，抓住宝宝的手，然后共同慢慢地移动，前后左右或者旋转。宝宝可以感觉到家长身体和舞动的节奏，并且努力保持平衡。

3. 触觉发展在日常生活中可选取不同材质的物品，如丝瓜瓢、苦瓜、煮熟的鸡蛋等，让宝宝抓握，或轻轻摩擦宝宝的手心、手背等部位，让宝宝感受不同的触觉刺激。

4. 游戏时间可以选在饭后半小时后，精力充沛，情绪愉快的时候进行。

☆常见问题的处理：

游戏时如果宝宝哭闹，请家长根据宝宝的实际情况分析原因：是否对大龙球感到恐惧？晃动的速度和力度是否太大？是否游戏时间过长？是否有身体上的不适？

☆安全隐患及排查：

检查大龙球是否有破损、漏气、充气过足的情况，避免对宝宝造成伤害。家长需练习操作的正确方法，关注并保护好宝宝。

【范例（六）】

活动类型： 认知领域

适宜年龄： 1~1.5岁

活动名称： 我的小脚在哪里

活动目标：

☆家长目标：

1. 学会培养宝宝的自我意识。

2. 引导家长培养宝宝的自我意识。

☆宝宝目标：

1. 根据音乐的节奏认识自己身体的各个部位。

2. 宝宝能对自己的名字有反应并做出应答。

3. 对自己以及自己的身体有认知的愿望和兴趣，不拘泥于说出各个部位的名字。

活动材料：

音响播放器、儿童歌曲《身体音阶歌》、仿真娃娃一个。

活动准备：

1. 老师提前开窗换气，保持室内温度适宜，地面整洁，玩（教）具摆放整齐有序。

2. 主教及助教老师再次确定本次活动中的各个环节，针对相互配合的细节部分进行有效沟通。

3. 检查本次活动所需材料和教具。

4. 检查播放器是否能用及U盘音乐顺序是否正确。

5. 老师检视仪容仪表，调整好情绪状态，迎接宝宝和家长的到来。

活动步骤：

1. 播放儿童歌曲《身体音阶歌》，引导家长在宝宝身体各部位轻拍。

老师把仿真娃娃放在自己面前的地垫上，环抱着宝宝。家长听到歌曲中的部位，就依次轻轻地拍拍宝宝对应的小脚、膝盖、双腿、小腰、肩膀、头。

2. 老师引导宝宝根据指令来指认身体的各个部位。家长进行帮助和引导。老师说出身体的部位让宝宝指认："妈妈的大脚在哪里？"，妈妈们伸出自己的脚回应："妈妈的大脚在这里。"老师再问："宝宝的小脚在哪里？"宝宝在家长的帮助下指出或轻拍自己的小脚，妈妈可以替宝宝说出："宝宝的小脚在这里。"依次指认一遍后，家长可以和自己的宝宝做游戏，说出宝宝的名字，并帮助宝宝指认对应的身体部位。如："果果的肩膀在哪里？""果果的肩膀在这里。"

3. 再次播放《身体音阶歌》，引导宝宝和家长在自己的身体上轻拍相应的部位。

☆指导家长建议：

1. 引导宝宝拍身体部位时，动作要轻，给孩子正确的示范及力度的感受。

2. 宝宝答对时，及时地鼓励宝宝；当宝宝指认错误时，直接告诉宝宝正确的就可以了。如："宝宝的小手在这里。"不用刻意强调："错啦，应该是这里。"

3. 给宝宝反应的时间，有时可以重复一次。

☆家庭延伸活动：

1. 在家里可以带宝宝玩照镜子的游戏，利用大的穿衣镜让宝宝指出身体的各个部位，也可以在镜中指出宝宝和家长的五官。

2. 家长在日常生活中用叫名字的方式和宝宝交流，让宝宝对自己的名字有所反应，培养宝宝的自我意识。

☆常见问题的处理：

1. 对于不能认识身体部位的宝宝，指导家长进行正确示范，让宝宝感受并进行对应，速度可以慢一些，可以多重复两遍。

2. 宝宝不愿在自己的身体进行指认时，可以指认家长或者仿真娃娃的部位。

☆安全隐患及排查：

家庭延伸活动时，注意镜子的安全性。指认五官时，要宝宝在镜中指出，避免宝宝的小手戳到眼睛等部位。

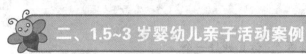

【核心信息】

（1）亲子活动中对家长的指导非常重要，一定要使家长熟知本次活动的目标。

（2）亲子活动后家庭延伸活动是在家庭中开展亲子活动的关键环节，老师和家长要共同努力，重视亲子活动在家庭中的延伸。

（3）亲子活动是综合性的活动，每一项活动可能包含多种教育目的。而最基础的是培养婴幼儿兴趣，发展良好亲子关系。

【范例（一）】

活动类型： 社会领域

适宜年龄： 2.5 岁

活动名称： 三条小鱼

活动目标：

☆家长目标：

1. 了解此年龄段宝宝在社会领域的发展特点和本次活动的目标。

2. 给予宝宝创造的空间，学会观察宝宝的行为，并能够给予适当指导。

☆宝宝目标：

1. 引导宝宝发现朋友，培养宝宝同伴间的社会性交往能力。

2. 初步建立游戏规则、合作意识。

3. 培养宝宝动作的模仿、动作的协调性与灵活性。

4. 让宝宝了解情绪情感的识别与常见的表现形式、语言的理解与动作的配对。

活动材料：

《三条鱼》的音乐，三条小鱼的手偶或小玩偶（秋季如配合美工主题活动，树叶粘贴的小鱼也可以），或者其他有关小动物的音乐及动物手偶。

活动准备：

1. 老师提前开窗换气，保持室内温度适宜，地面整洁，玩（教）具摆放整齐有序。

2. 主教及助教老师再次确定本次活动内容，针对细节部分的相互配合进行有效沟通。

3. 检查课程教具数量和活动场地。比较宽敞的空间（最好室内），《三条鱼》的音乐，三条小鱼的手偶或小玩偶（或者其他节奏欢快的乐曲），按使用顺序摆放整齐。

4. 检查播放器、存储器等相关器材是否能够正常使用，及时进行调整。

5. 老师检视仪容仪表，调整好情绪状态，迎接宝宝和家长的到来。

活动步骤：

1. 老师表演歌曲内容。老师首先用生动有趣的语言，配合简单的表情及动作，讲述《三条鱼》的故事：在大海里，住着一条小鱼，自己游来游去，孤孤单单在发愁（可单手托腮，做出发愁的动作及表情）。它在想，如果有个好朋友可以一起玩多好啊！

小鱼游啊游，突然它看到了另外一条孤单游来游去的小鱼，它们互相摇摇尾巴点点头（配合动作及表情），非常开心地一起玩儿。它们的欢声笑语吸引了另外一条小鱼。三条小鱼一起做游戏，成了快乐的好朋友（愉快游戏的动作及表情）。

2. 家长和宝宝模仿。请家长和宝宝模仿并表现出孤单发愁的样子、遇见好朋友惊喜的样子、好朋友一起游玩时快乐的样子，引导宝宝正确表达情绪，语言与动作表情的理解配对。

3. 欣赏音乐创编动作。请家长和宝宝一起欣赏《三条鱼》的音乐（音乐内容与故事内容一致），根据音乐内容做相应的动作，鼓励宝宝自己创编动作与表达情感。

4. 亲子游戏。邀请宝宝和家长一起进行亲子游戏，介绍游戏规则：家长和宝宝们都是独立的小鱼游来游去，老师扮演捕鱼的人，当老师说："一条小鱼游啊游，孤孤单单在发愁"时，家长和宝宝们原地不动，保持自己游来游去的动作；当老师说："两条小鱼游啊游，摇摇尾巴点点头"时，宝宝需要尽快找到自己的爸爸或妈妈，做相互点头摇尾状；当老师说："三条小鱼游啊游，要做快乐的好朋友"时，宝宝可以邀请其他小朋友来加入自己的团队，也可以邀请自己的其他家人组成三条小鱼。

☆指导家长建议：

1. 帮助家长了解2.5岁的宝宝在情感与社会性方面年龄阶段的特点：2.5岁的宝宝有与同伴交往的需求，可以和小朋友一起玩简单的角色游戏，会互相模仿，有模糊的角色装扮意识；开始意识到他人的情感，开始能讨论自己的情感；知道等待与轮候，能遵守简单的规则，但常常不耐心。

2. 向家长介绍《三条小鱼》的亲子活动在帮助宝宝在情感与社会性方面发展的目的及作用。

3. 在亲子活动及游戏的过程中，鼓励家长要和宝宝一起主动参与活动，做好参与者、观察者、引领者的角色，在游戏中随时注意观察宝宝的身体及情绪状况，及时做好安抚，并在需要的时候及时给予帮助。

☆家庭延伸活动：

1. 鼓励家长在家和其他家人一起，用家庭中随处可见的材料，或者不需要材料，给宝宝创设类似的亲子游戏，使全家都能参与到育儿的乐趣中来。

2. 可根据当地民俗，结合方言或地方特色的戏曲等多种形式进行家庭延伸活动。

3.《三条鱼》的音乐在不同年龄阶段的应用：6个月的宝宝，可以抚触身体或按音乐的节奏在宝宝身体上轻拍，让宝宝感受音乐的节奏，在小鱼找到朋友时，家长可托抱宝宝（一手托住宝宝屁股，一手从胸前环抱），家长和宝宝都面向朋友，以微笑点头互相打招呼，也可用简单舞步形式进行；6~12个月的宝宝，可以用膝上童谣的方式，通过腿上的动作起伏让孩子感知节奏，在找朋友的环节，可以和宝宝一起爬着或抱着找到朋友，彼此点点头或招招手；12~24个月的宝宝可以自己走，交朋友时可以亲亲、拥抱或握手，可以模仿简单的动作。24~36个月的宝宝，可以较完整地模仿动作，并且不局限于模仿，根据自己的理解与生活经验，随着音乐自己表现出与情节相应的动作及对不同情绪表达方式的创造与发挥。

☆**常见问题的处理:**

1.故事讲述时,要注意氛围的营造和对宝宝状态的把握。老师在讲故事时,要注意语言的规范性、趣味性、节奏性。1~3岁的宝宝思维逻辑发展不是很好,对成人的语言需要时间去反应。所以,老师说话的语速要适中,不宜太快,语调要能引起宝宝的兴趣。节奏的抑扬顿挫,运用声音的强弱,都能增强表达力,使思想、情绪的表达充满感情,重点突出,从而加深宝宝对语言的印象和情节的理解。1~3岁宝宝对语言的理解和接受,除来自听以外,还来自看。因此适宜的面部表情和肢体动作,会帮助宝宝理解和表达情绪和情感。

2.老师要注意与宝宝的互动性,积极调动家长的主动性与配合性。

3.个别宝宝在游戏环节时,如不能很好地参与,老师要根据具体情况及时调整游戏时间或规则的难易程度,邀请家长正面引导及帮助宝宝,将思维游离在外的宝宝巧妙地吸引回来,确保宝宝能够尽可能参与活动。

☆**安全隐患及排查:**

1.游戏设计要考虑空间是否足够大,能让家长和宝宝安全地进行游戏。确保地面软垫及周围墙面包角等能够在宝宝摔倒时避免磕碰。

2.游戏时老师根据实际情况随时调整时间的长短及规则的难易,避免宝宝过度兴奋或劳累烦躁产生肢体的碰撞。

3.要求并提醒家长随时关注宝宝的身体及情绪状况,确保宝宝时刻在家长视线范围内活动,确保宝宝的安全。

【范例(二)】

活动类型: 认知领域

适宜年龄: 2.5~3岁

活动名称: 小猫钓鱼

活动目标:

☆**家长目标:**

1.家长要了解"小猫钓鱼"的亲子活动在帮助宝宝在认知方面发展的目的及作用。

2.家长能够以游戏化的语言引导宝宝进行活动,激发宝宝兴趣。

☆**宝宝目标:**

1.宝宝能够分辨红、黄、蓝三原色。

2.锻炼宝宝手眼协调性及身体灵活性。

活动材料:

大、小猫头饰,红、黄、蓝3种颜色的小鱼,小篮子,(宝宝每人一份),红、黄、蓝3种颜色的小桶各一个,泡沫积木若干。

活动准备:

1.老师提前开窗换气,保持室内温度适宜,地面整洁,玩(教)具摆放整齐有序。

2.主教及助教老师再次确定本次活动内容,针对细节部分的相互配合进行有效沟通。

3.检查课程教具数量和活动场地。选择比较宽敞的空间，活动场地中预先布置一块大小适当的地方当池塘。红、黄、蓝3种颜色的材料制作的小鱼约15个，每个家庭一个小篮子，大、小猫头饰各1个，红、黄、蓝3种颜色的小桶各1个，大块泡沫积木若干（10块以下）。按使用顺序摆放整齐。

4.检查播放器、存储器等相关器材是否能够正常使用，及时进行调整。

5.老师检视仪容仪表，调整好情绪状态，迎接宝宝和家长的到来。

活动步骤：

1.老师表演小猫钓鱼的情景。老师戴小猫头饰，创设故事情境，吸引宝宝的注意，引发宝宝的兴趣：小猫肚子饿了（老师用表情及动作表现饿的样子），要到池塘去抓鱼吃（老师演示小猫抓鱼的动作）。

2.老师邀请宝宝和家长参与游戏。老师："现在，我们要来帮助小猫抓鱼了！"发给每个宝宝头饰和小篮子，篮子里装有红、黄、蓝3种颜色的小鱼。老师介绍游戏规则："小猫一定要听清楚猫妈妈让你抓什么颜色的鱼。"

3.家长带领宝宝游戏。游戏开始，老师当猫妈妈，家长带领宝宝当小猫。大家围着池塘走，老师发出口令："请抓一条红色的小鱼。"宝宝可在家长的帮助下抓到红色的小鱼。老师可通过3次游戏，抓完篮子里的小鱼，也可以根据宝宝的识别情况重复某一种颜色。

4.组织第二次游戏。规则稍作改变，发给家长大猫的头饰，邀请家长当猫妈妈，宝宝独立当小猫。家长给宝宝发出口令："请抓一条×色的小鱼。"宝宝抓鱼。重复游戏，直至抓完小鱼。

5.宝宝熟悉游戏后，可设置情景环节增加任务的难度。锻炼宝宝跳、钻、爬等运动能力。如结合泡沫积木，设置障碍物，老师首先完整演示，如抓到小鱼后，要走过"独木桥"（练习平衡能力），单脚跨过"小溪"（练习跨越能力），钻过"山洞"（练习钻爬的能力），双脚跳过"石头"（练习双脚蹦的能力），最终将小鱼送回同样颜色的桶里（颜色的识别与配对能力）。

☆**指导家长建议：**

1.家长要学习了解2.5岁的宝宝在认知方面年龄阶段的特点：知道圆形、方形和三角形，认识红色、黄色、蓝色（或绿色），能用积木搭桥、火车等，口数6~10，口手合一能数1~5；能理解故事的主要情节。动作方面：能走直线，能迈过低矮的障碍物，能双脚离地腾空连续跳跃2~3次。如果宝宝在某一方面能力较弱，家长可用游戏的方式或在生活中利用马路牙、跳过障碍物等方式进行练习。

2.在亲子活动及游戏的过程中，鼓励家长要和宝宝一起主动参与活动，做好参与者、观察者、引领者的角色，在游戏中随时注意观察宝宝的身体及情绪状况，及时做好安抚，并在需要的时候及时给予帮助。

☆**家庭延伸活动：**

1.鼓励家长在家带着宝宝进行关于小猫钓鱼的练习，利用随处可见的材料，创作新的游戏形式。在家中游戏时，若没有小鱼，家长可用不同颜色、大小、形状的卡片代替。在宝宝熟练后，还可提高游戏难度，请宝宝将不同颜色、大小、形状的鱼放在相应的盒子里，还可鼓励宝宝点数小鱼的数量，但要注意数量不可过多，应控制在宝宝能力范围内，以保证宝宝的游戏兴趣。

2. 可延伸讲述《小猫钓鱼》的故事，培养宝宝认真、专注做事的良好意志品质。

《小猫钓鱼》故事情节：猫妈妈带着小猫一块儿在河边钓鱼。一只蜻蜓飞来了。小猫看见了，放下钓鱼竿，就去捉蜻蜓。蜻蜓飞走了，小猫没捉着，空着手回到河边来。小猫一看，猫妈妈钓着了一条大鱼。一只蝴蝶飞来了。小猫看见了，放下钓鱼竿，又去捉蝴蝶。蝴蝶飞走了，小猫又没捉着，空着手回到河边来。小猫一看，猫妈妈又钓着了一条大鱼。小猫说："真气人，我怎么一条小鱼也钓不着？"猫妈妈看了看小猫，说："钓鱼就钓鱼，不要这么三心二意的。一会儿捉蜻蜓，一会儿捉蝴蝶，怎么能钓着鱼呢？"小猫听了猫妈妈的话，就一心一意地钓鱼。蜻蜓又飞来了，蝴蝶又飞来了，小猫就像没看见一样。不大一会儿，小猫也钓着了一条大鱼。

3.《小猫钓鱼》的亲子活动在不同年龄阶段的应用：1~2岁的宝宝可以通过亲子阅读指认颜色的形式进行，也可以让孩子感受不同质地做成的小鱼，如用纸剪的鱼、用布缝的鱼、用面捏的鱼，感受不同材质的软、硬、薄、厚、温暖、凉爽。条件允许的话可以让宝宝观察真的鱼。2~3岁的宝宝除了活动中介绍的情况外，还可以分角色表演情景剧、讨论、改编、续编故事等形式进行延伸活动。

☆常见问题的处理：

1. 请家长注意游戏要求，每次抓鱼的数量为1条，以确保宝宝能够进行颜色的辨认。

2. 当宝宝在颜色辨认上出现困难时，老师应及时予以帮助，并指导家长在家中如何帮助宝宝进行颜色的认识。首先从单一颜色开始，只进行此颜色的认定。当宝宝对此种颜色掌握后，再认识另一种颜色。当宝宝对第二种颜色掌握后，才进行双色的辨别。宝宝每次都是对单一颜色的认识，然后是与已知颜色的辨别。避免同时出现多种陌生颜色产生混淆。

☆安全隐患及排查：

1. 宝宝抓鱼时要注意场地的准备。游戏池塘的大小依据参与人数设定，充分保证游戏空间。

2. 尽量为宝宝选用边角圆滑，材质安全的小篮子和小鱼，以确保宝宝在游戏中的安全。

3. 游戏开始前，老师要进行安全提示，引导家长带领宝宝安全游戏，避免磕碰。

【范例（三）】

活动类型： 认知领域

适宜年龄： 30~36个月

活动名称： 小小饲养员

活动目标:

☆家长目标:

1.通过游戏活动,丰富宝宝的生活经验。不局限于让宝宝认识多少种动物或者食物,而是逐步培养宝宝一一对应的能力,激发宝宝关注日常生活中动植物的兴趣。

2.能学会观察自己的宝宝,并能适当引导,既不包办也不放任。

☆宝宝目标:

1.宝宝能够将动物与食物匹配,知道什么动物喜欢吃什么食物。

2.发展宝宝手眼协调等能力。

活动材料:

小兔、小猫、小狗、小羊动物头饰,胡萝卜、小鱼、骨头、小草相应食物图片。

活动准备:

1.老师提前开窗换气,保持室内温度适宜,地面整洁,玩(教)具摆放整齐有序。

2.主教及助教老师再次确定本次活动内容,针对细节部分的相互配合进行有效沟通。

3.检查课程教具数量,动物头饰(小兔、小猫、小狗、小羊)一套,由老师使用,动物吃的食物图片(胡萝卜、小鱼、骨头、小草)每个家庭一套。按使用顺序摆放整齐。

4.检查播放器、存储器等相关器材是否能够正常使用,及时进行调整。

5.老师检视仪容仪表,调整好情绪状态,迎接宝宝和家长的到来。

6.宝宝已具备初步的动物知识经验。

活动步骤:

1.老师模仿小动物。老师分别模仿小兔、小猫、小狗、小羊的动作或叫声,请宝宝猜一猜农场里都有哪些小动物,并模仿小动物的声音或者动作。

2.老师出示小动物头饰,请宝宝进行指认。家长可以引导和帮助宝宝。

3.老师引领宝宝指认动物。老师告诉宝宝:"小动物们跟大家一起玩了半天,都饿了,我们给小动物们找点食物吧。"老师拿出动物图片,家长引导宝宝来看这些食物中哪些是小动物们爱吃的,进行一一对应。如"小兔爱吃的是什么呢? 胡萝卜,小猫爱吃的是小鱼。"请宝宝给小动物喂食。注意引导宝宝将食物放在小动物的嘴边。

4.请宝宝来当小动物的饲养员,给小动物们喂食。

5.宝宝和家长玩游戏——小小饲养员。家长扮演小动物,模仿相应的动作、叫声。宝宝扮演饲养员,来给小动物喂食。

☆指导家长建议:

1.在活动中,由于宝宝生活经验有限,当宝宝无法辨认小动物时,家长应进行积极的引导,为宝宝提示小动物的更多特征,如毛色、尾巴、犄角等身体特征。

2.当宝宝在为小动物选择食物出现困难时,家长对宝宝的积极引导很重要。家长可通过语言、动作等方式进行提示。

3. 家长与宝宝进行游戏时，家长带上头饰模仿的小动物会引发宝宝极大的兴趣，所以家长的动作、表情要到位，使宝宝能够在活动中充分体验亲子游戏的快乐，从而增进亲子关系。

☆家庭延伸活动:

1. 在家中也可进行相应的游戏。若家中没有相应的动物和食物的图片，家长可以进行动物扮演，发挥想象模仿小动物，请宝宝说出动物名称和它喜欢的食物，请小饲养员喂食。

2. 有一些小动物的食物可以用真的食物演示，例如小白兔爱吃胡萝卜、小猴子爱吃桃子等，可以请宝宝扮演小动物，在发展宝宝的肢体表现力的同时，培养宝宝不挑食的良好生活习惯。

3. 生活中能够接触到真实的动物时，也可与宝宝一起当饲养员，给小动物喂食。在扩充宝宝生活经验的同时，培养宝宝对小动物的爱心和勇敢的意志品质。

☆常见问题的处理:

在活动中，当宝宝对某个小动物出现躲避状况时，家长不要强迫宝宝与其进行游戏。亲子游戏的重点在于亲子互动，培养良好的亲子关系，而活动本身也是为了丰富宝宝生活经验，不必为了其中某一个点而破坏整个亲子活动的良好氛围。

☆安全隐患及排查:

1. 宝宝的皮肤十分娇嫩，当以图片为活动材料时，应注意使用较有柔韧度的图片，在保证宝宝安全的前提下，也注意材料的耐用性。

2. 如果在游戏中使用真实的食物，请将食物清洗干净，保证宝宝的身体健康。

3. 在生活中，家长引导宝宝给真的小动物喂食时，家长注意保护孩子的安全，可扶着宝宝的手或将食物放入小动物的专用餐具中，以保证宝宝的安全。

【范例（四）】

活动类型: 认知领域

适宜年龄: 25~30个月

活动名称: 大小球回家

活动目标:

☆家长目标:

引导宝宝积极参与活动，观察事物特征。

☆宝宝目标:

1. 培养初步区分大和小的能力。

2. 发展手眼协调等能力。

活动材料:

大号和小号彩色塑料球，大、小球筐两个。

活动准备:

1. 老师提前开窗换气，保持室内温度适宜，地面整洁，玩（教）具摆放整齐有序。

2.主教及助教老师再次确定本次活动内容，针对细节部分的相互配合进行有效沟通。

3.检查课程教具数量，每个家庭一对大小不同的彩色塑料球，共两个球筐。按使用顺序摆放整齐。

4.检查播放器、存储器等相关器材是否能够正常使用，及时进行调整。

5.老师检视仪容仪表，调整好情绪状态，迎接宝宝和家长的到来。

6.宝宝有初步的颜色认知。

活动步骤：

1.老师出示塑料球，吸引宝宝的注意力。

2.老师出示颜色不同的大小塑料球各1个，进行比较。家长引导宝宝观察球的不同。

3.玩游戏"找一找"，老师问："这两个球哪个是大球？哪个是小球？"请宝宝来找大小球。

4.助教老师分发给每个家庭一对大小不同的球，家长引导宝宝充分感知塑料球大小的不同，可通过观察、触摸、怀抱等方式。在感知过程中，家长可引导宝宝将大球/小球送给妈妈，以巩固宝宝对大小的认知。

5.游戏"送小球回家"，老师出示大小球筐。老师："宝宝们，这两个球筐是大球和小球的家，我们把大球和小球送回家，好吗？"老师示范将大球放进大球筐，将小球送进小球筐。家长引导宝宝将球送回家。游戏要求：宝宝自主决定送球顺序，家长可进行提示；家长引导宝宝按家庭顺序送球，培养宝宝初步的秩序感和耐心等待的良好品质。如果宝宝人数较多，可以分成两队进行。

☆指导家长建议：

在比较活动中，家长要引导宝宝充分感知物体的大小。利用看、摸等方式帮助宝宝体验，并配以语言的提示。

当老师做示范时，家长要引导宝宝认真观察老师的行为，以利于宝宝参与游戏活动。

☆家庭延伸活动：

1.可以在家中开展丰富多彩的比较大小的活动，从相同物体的比较开始，例如，大苹果和小苹果、妈妈的大手和宝宝的小手……

2.接下来是类似物体的比较，例如，大桌子和小椅子；大奶牛和小花猫……再到不同物体的比较，大楼房和小汽车；大盆和小脚丫……

☆常见问题的处理：

1.球是宝宝都十分喜爱的玩具，会十分吸引宝宝的注意力。当老师出示塑料球时，宝宝会情不自禁地上前抢球玩，这时家长可以采取相应的措施，如将宝宝抱入怀中，维护课程秩序，或者用语言来引导宝宝学会等待。

2.在宝宝感知大小球的过程中，有时宝宝会在活动中与球进行其他方式的游戏，家长应在保证活动环境良好的前提下，给予宝宝自主探索的空间，让宝宝在与大小球的各种互动中积累不同的体验。

3. 在送球回家的活动中，家长可提示宝宝"我们先送哪个球呢？"请宝宝进行选择并表述。这个活动是按照家庭顺序进行的，意在培养宝宝的初步秩序感和耐心等候的良好品质，所以请家长积极配合，在宝宝等候的过程中给予正确的引导，例如"我们看看其他宝宝怎么送小球的。""小姐姐送完球就该我们了，咱们等一等吧！"……

☆安全隐患及排查：

1. 在活动中取送玩具的环节，应以家庭为单位依次进行。此种方式不仅是为了培养宝宝初步的秩序感和等待的良好品质，也是活动安全的需要。

2. 在家中开展游戏时，注意活动场地以及材料的安全性。保证宝宝能够在充分体验物体之间不同大小的前提下，安全游戏。

【范例（五）】

活动类型： 运动领域

适宜年龄： 19~24个月

活动名称： 小猴滑滑梯

活动目标：

☆家长目标：

1. 充分领会本活动的目标，对感觉统合训练有初步的了解。

2. 能够学会观察自己的宝宝，并能根据宝宝的表现给予适当的引导和鼓励。

☆宝宝目标：

1. 在游戏中发展宝宝的空间知觉。

2. 培养宝宝勇敢的意志品质。

活动材料：

小猴子玩偶、《小猴滑滑梯》音乐、颗粒大龙球。

活动准备：

1. 老师提前开窗换气，保持室内温度适宜，地面整洁，玩（教）具摆放整齐有序。

2. 主教及助教老师再次确定本次活动内容，针对细节部分的相互配合进行有效沟通。

3. 检查课程教具数量，小猴子玩偶一个，颗粒大龙球两个，按使用顺序摆放整齐。

4. 检查播放器、存储器等相关器材是否能够正常使用，及时进行调整。

5. 老师检视仪容仪表，调整好情绪状态，迎接宝宝和家长的到来。

活动步骤：

1. 鼓励家长和宝宝共同学说儿歌《小猴滑滑梯》：小猴子，清早起，跑到公园滑滑梯。哟！滑到底。

2. 老师利用小猴子玩偶示范游戏A。家长与宝宝面对面坐好，拉手说儿歌。家长注意引导宝宝感受儿歌的节奏。当说到"哟！滑到底。"时，家长挠宝宝痒痒。

3. 老师利用小猴子玩偶示范游戏B。家长将膝盖支起，宝宝面向家长坐在其膝盖位置。家长双手扶住宝宝腋下，保持宝宝的身体正直。边说儿歌，边有节奏地轻摇。当说到"哟！滑到底"时，家长协助宝宝从膝盖滑下，将宝宝搂入怀中。

4.老师利用小猴子玩偶示范游戏C。家长将膝盖支起，宝宝背向家长坐在膝盖位置。家长双手扶住宝宝腋下，保持宝宝的身体正直。边说儿歌，边有节奏地轻摇。当说到"哟！滑到底"时，家长协助宝宝从膝盖滑下，宝宝滑落至家长脚部。

5.利用颗粒大龙球玩《小猴滑滑梯》游戏。可以分成两组，家长带领宝宝按秩序来玩游戏。家长协助宝宝坐于球上。家长双手扶住宝宝腋下，保持宝宝的身体正直。边说儿歌，边有节奏地轻摇。当说到"哟！滑到底"时，家长协助宝宝从球上滑落到地上。

☆指导家长建议：

1.在念儿歌时，家长要注意引导宝宝感受儿歌的节奏。

2.当宝宝从高处滑下时，帮助宝宝充分体验从高到低的空间感。

☆家庭延伸活动：

1.此游戏也可在家中进行，家长可以鼓励宝宝和家庭中其他成员玩耍，培养宝宝和其他家庭成员的情感依恋。

2.平时家长可带宝宝去游乐场玩滑梯。

☆常见问题的处理：

1.由于宝宝年龄较小，在参与滑落游戏时，出现紧张状况很正常。家长应充分接纳宝宝，根据宝宝情况逐步开展游戏，并及时给予安抚。

2.一般面向家长的滑落，宝宝会参与良好。但在进行背向家长的滑落时，宝宝在此过程中感受到的冲击力强于面向家长时的冲击力，家长应控制慢速滑下。

3.在使用颗粒大龙球游戏时，可依据宝宝临场状态进行，当宝宝出现过度紧张状态时，应及时降低游戏刺激程度或终止游戏，以免影响宝宝对活动的参与度。

☆安全隐患及排查：

1.此活动应在有软垫的房间开展活动，以保证宝宝的安全。活动过程中，老师应强调家长注意安全，扶住宝宝。

2.此活动在家中进行时，也要注意家中场地的安全性，家长要注意控制游戏的节奏和强度。

附儿歌：

小猴子，清早起，跑到公园滑滑梯。哟！滑到底。

【范例（六）】

活动类型：艺术领域

适宜年龄：2岁半~3岁

活动名称：打节奏

活动目标：

☆家长目标：

1.领会艺术领域的重点在于培养宝宝的创造性和对艺术的喜爱，而不局限于学会某种乐器。

2.学会观察宝宝在艺术方面的表现。

☆**宝宝目标：**

1. 学习欣赏乐曲，并感受音乐的美。

2. 认识一到两种乐器，能说出乐器的名称。

3. 能在家长的帮助下按节奏配乐，培养宝宝的节奏感。

活动材料：

音响播放器，音乐《瑞典狂想曲》，乐器：串铃（手铃、铃鼓等）。

活动准备：

1. 老师提前开窗换气，保持室内温度适宜，地面整洁，玩（教）具摆放整齐有序。

2. 主教及助教老师再次确定本次活动内容，针对细节部分的相互配合进行有效沟通。

3. 检查教具数量，每个家庭一种乐器，并多准备一两种乐器以备用，按使用顺序摆放整齐。

4. 检查播放器是否能用及U盘音乐顺序是否正确。

5. 老师检视仪容仪表，调整好情绪状态迎接宝宝和家长的到来。

活动步骤：

1. 老师播放音乐，并带领大家第一次听音乐。在听音乐过程中，可以引导家长给宝宝创设情境，如："宝宝在音乐中能听到什么啊？""你能听到小鸟的声音吗？这首曲子描述的是一个美丽的国度，叫做瑞典，在那里有美丽的风景……"以吸引宝宝的兴趣。

2. 第二次播放音乐，老师示范，随音乐有节奏地打节拍。可以拍腿、拍肚子、拍肩、拍头，也可以拍手，向左、向右、向前、向后……按一定次序进行，家长引导宝宝一起来打节拍。

3. 第三遍播放音乐进行节奏练习：

①先认识乐器——串铃。老师出示串铃，摇一摇，发出声音，向大家介绍串铃的名字，家长可以引导宝宝说出乐器的名称。

②老师发给每个宝宝一个串铃，提醒宝宝要管理好乐器，不能让乐器随便发出声音，要随音乐一起有节奏的配乐。这个环节中，宝宝会对发到手中的乐器产生兴趣，要给他们一段时间，对乐器进行自由探索，然后再由家长引导宝宝来使用串铃。

③播放音乐，老师示范，伴随着音乐的节拍，一起给音乐陪伴奏，家长在这个过程中要帮助宝宝使用乐器，如果还不能使用乐器，可以先伴随着音乐来打节奏。

☆**指导家长建议：**

1. 欣赏音乐的时候家长及时提醒宝宝认真倾听，保持安静。

2. 鼓励宝宝积极回答问题。

3. 鼓励宝宝说出乐器名称，引导宝宝正确使用乐器。

4. 在节奏练习中，家长要在宝宝的身体部位中先敲出节奏，节奏感要鲜明，让宝宝感知到节奏的强弱。

☆**家庭延伸活动：**

1. 在家里可以反复听一些优美的名曲。

2. 鼓励宝宝根据音乐想象合理的故事情节。

3. 可以自己制作乐器，如买小铃铛用皮筋穿起来戴在手上、做成手铃。

☆**常见问题的处理：**

1. 宝宝听音乐的时候如果坐不住，家长要及时用生动的语言或者动作来引导。如果宝宝是因为平时欣赏音乐较少，家长在家中可以适当播放音乐，培养宝宝对音乐的兴趣。

2. 在乐器伴奏的环节，宝宝可能会对串铃等乐器本身感兴趣，也可能不按照老师示范的方法来使用乐器，宝宝喜欢用自己的方式，这时候家长不要着急，要尊重宝宝自由探索的创新意识，可以在适当的时候示范正确的伴奏方法。

☆**安全隐患及排查：**

1. 宝宝使用乐器的时候，一定要注意安全，并掌握正确的使用方法，避免宝宝相互敲击，发生危险。

2. 自己制作乐器时，家长在一旁要协助，避免宝宝将器具放入嘴中，发生危险。

【范例（七）】

活动类型： 运动领域

适宜年龄： 25~30个月

活动名称： 五只小白兔

活动目标：

1. 通过活动刺激宝宝的触觉和皮肤觉。

2. 在活动中增强亲子互动，增进亲子关系。

活动材料：

《五只小白兔》音乐。

活动准备：

1. 老师提前开窗换气，保持室内温度适宜，地面整洁，玩（教）具摆放整齐有序。

2. 主教及助教老师再次确定本次活动内容，针对细节部分的相互配合进行有效沟通。

3. 检查活动教具数量，本次活动只需要音乐。

4. 检查播放器、存储器等相关器材是否能够正常使用，及时进行调整。

5. 老师检视仪容仪表，调整好情绪状态，迎接宝宝和家长的到来。

6. 本次活动为按摩活动，开始前应认真清洁双手，并注意按摩时双手的温度。

活动步骤：

1. 引发宝宝参与活动的兴趣：宝宝们，你们知道吗？我们的手上有五只小白兔。现在让我们来认识一下它们吧。

2. 老师边说儿歌边示范。家长执宝宝小手学习。

"五只小白兔，长得胖乎乎。"（家长右手分别持宝宝左手五根手指）

"老大爱吃草，肚子圆鼓鼓。"（家长右手拇指和食指揉捏宝宝左手拇指指腹）

"老二爱睡觉，睡觉打呼噜。"（家长右手将宝宝左手食指）

"老三爱唱歌，do、re、mi、fa、so。"（家长右手拇指和食指捏宝宝左手中指）

"老四爱跳舞，扭扭小屁股。"（家长右手拇指和食指轻转宝宝左手无名指）

"老五长不大，大家都照顾。"（家长右手将宝宝左手小指）

"长呀、长呀、长呀长。长呀、长呀、长呀长。"（家长右手分别将宝宝左手五根手指）

"永远长不大呀，大家都照顾。"（宝宝左手轻握拳，家长右手轻抚）

3. 换手，老师边说儿歌边示范。家长执宝宝小手学习。

4. "我们的身体上也有五只小白兔，我们也跟它们认识一下吧。"

宝宝仰卧，家长跪坐在宝宝双脚处。

"五只小白兔，长得胖乎乎。"（家长双手将宝宝身体）

"老大爱吃草，肚子圆鼓鼓。"（家长双手拇指将宝宝额头）

"老二爱睡觉，睡觉打呼噜。"（家长双手分别将宝宝双臂）

"老三爱唱歌，do、re、mi、fa、so。"（家长双手轻压宝宝躯干）

"老四爱跳舞，扭扭小屁股。"（家长双手持宝宝双脚，向头部轻按压）

"老五长不大，大家都照顾。"（家长双手轻揉宝宝双脚）

"长呀、长呀、长呀长。长呀、长呀、长呀长。"（家长双手从上至下轻压宝宝身体）

"永远长不大呀，大家都照顾。"（家长将宝宝抱起，拥抱宝宝）

5. 反复练习游戏。

☆指导家长建议：

1. 按摩过程中，家长应注意控制手部力度，以宝宝舒适为宜。

2. 在进行手部按摩时，重点在于刺激宝宝指尖部的触觉。在进行身体按摩时，重点在于刺激宝宝的皮肤觉。

☆家庭延伸活动：

1. 按摩活动不一定局限于本活动的儿歌，家长也可在宝宝洗完澡或睡前，伴随着轻柔的音乐进行。

2. 按摩方法不必拘泥于以上方法，可较为自由地进行。为宝宝揉揉胳膊、腿，舒展一下眉头，宝宝会感觉很舒服。

☆常见问题的处理：

1. 在按摩活动过程中，有时宝宝无法安静完成整个活动，也有的宝宝会过度兴奋，家长需要耐心对待，将重点放在学会按摩手法上。回家以后可以继续进行。等宝宝适应了按摩，就会非常喜欢。

2. 此活动可在家中宝宝洗完澡或睡前进行，有利于宝宝的健康成长。

☆安全隐患及排查：

1. 本活动中对手部的清洁要求较高。

2. 按摩实施者的指甲要剪短，以保证在按摩过程中不会划伤宝宝。

附儿歌:

五只小白兔,长得胖乎乎。

老大爱吃草,肚子圆鼓鼓。

老二爱睡觉,睡觉打呼噜。

老三爱唱歌,do、re、mi、fa、so。

老四爱跳舞,扭扭小屁股。

老五长不大,大家都照顾。

长呀、长呀、长呀长。长呀、长呀、长呀长。

永远长不大呀,大家都照顾。

拓展阅读

某早教中心"潜能课程"的基本流程及亲子活动课堂

【"潜能课程"的基本流程】

(一)建立和谐

目标:课前与家长沟通了解新进宝宝和把握宝宝的情绪。

(二)快乐恰恰

目标:制造温馨、轻松的氛围,让宝宝和家长降低对环境的陌生感。

要求:教师需提前准备适当的音乐或道具。

(三)热身、走线(3分钟)

目标:帮助家长和宝宝做好活动前的准备,提高宝宝参加活动的积极性。

形式:抱、爬、走、跑、跳。

具体方法:教师做示范,请家长带宝宝模仿:做模仿操和走线。

主要内容:学做健康宝宝模仿操及走线。提供范例。

活动建议:提供教师范例,教师可按节拍自己设计动作。走线教师可自行安排。

背景音乐:根据模仿操的长短确定音乐。走线的音乐要柔和。

要求:

1.符合宝宝年龄特点。

2.设计具有趣味性,把握其氛围。

3.关注宝宝、家长情绪,根据情况进行调整时间。

(四)问好(5分钟)

目标:

1.培养宝宝的自信心,提高自我认识。

2.培养宝宝的社会交往能力。

3.让家长了解宝宝社会交往、自信心的培养方法。

要求：

1.老师的表情夸张、活泼，能吸引家长和宝宝。

2.形式要新颖，提高宝宝、家长的积极参与度。

3.鼓励家长积极参与。

4.活动要能满足宝宝的自我展示。

具体方法：教师通过语言和肢体动作进行示范，请家长和宝宝模仿。

主要内容：问好、介绍，上节课内容回顾或家庭活动检验。

活动建议：可分为三阶段进行，每四节课为一个阶段。

第一阶段先启发引导妈妈们每次见面主动、热情地与他人打招呼，握手或拥抱，以妈妈的行为为宝宝做示范，为宝宝创设良好的学习环境。再采用妈妈代替宝宝向大家问好的形式介绍自己，配上背景音乐。

第二阶段可在较熟悉的环境中由妈妈带动宝宝展示新学会的本领，如：拍手、出怪样、叫妈妈、指物等，还可请家长自创方法带宝宝与同伴交流，运用多种手段及工具调动家长参与教育的积极性、主动性，丰富活动的情趣与内容。

第三阶段可加入游戏形式，增强宝宝自我认识及与人交往的兴趣和意识，可运用多种音乐器具及其他有情趣的教具或游戏配合进行，如：妈妈运用木琴，边介绍边有节奏地敲击出节奏与音阶等。

背景音乐：根据教学内容教师自由选定。

（五）精细动作（10~15分钟）

目标：

1.锻炼宝宝精细动作的发展。

2.培养宝宝的专注力和意志力。

3.培养宝宝的秩序感（10个月以后）。

要求：

1.老师提供的教具要合理，符合孩子的发展。

2.老师的示范动作要标准。

3.活动中引导家长如何对待宝宝的动手操作。

4.关注每个宝宝和家长的表现情况，为进一步工作做准备。

（六）语言环节（5分钟）

目标：

1.培养宝宝的语言表达能力。

2.激发宝宝的想象力。

要求：

1.活动中宝宝、家长都能调动各感官进行体验。

2.能激发宝宝的想象力、创造力。

（七）音乐（5分钟）

目标：

1.培养宝宝的良好情绪。

2.促进宝宝的节奏感。

要求：

1.借助奥尔夫乐器，通过声势带动宝宝家长一起参与。

2.注重家长和宝宝的参与性。

（八）大运动（10分钟）

目标：

1.培养宝宝大运动的发展，促进动作的协调性及大脑的发育。

2.培养宝宝乐观阳光的个性，形成良好的情商。

要求：

1.准备的器材要符合宝宝发展的特点。

2.安全性。

3.营造良好的氛围，激发宝宝的参与性。

4.注重个别，对不同的宝宝做不一样的指导。

（九）再见（2分钟）

具体方法：教师利用音乐磁带、乐器和肢体语言带领家长及宝宝参与音乐活动，让家长和孩子意犹未尽。

主要内容：总结本节课内容，并对宝宝的进步进行简单的点评和鼓励。布置家庭作业或游戏。教师和宝宝拥抱告别。

【亲子活动课堂范例】

（一）热身、走线

目的：安抚情绪，身体的平衡能力和协调能力。

每个年龄段走线活动的目的不一样：

不会走—安抚情绪　　会走—平衡、协调

配乐：不会走—节奏舒缓　　会走—节奏明快

要求：详细告知家长要求、动作要领、语言提示。

活动技巧：位置的固定，音乐的停止（缓慢变小）。

（二）Hello时间

目的：提示课程即将开始，让宝宝能熟悉自己，能分辨自己的名字，增进感情，培养自信心。

点名方式：

1.4~8个月的婴儿—"××，××，你在哪里？"。

"我在这里，我在这里，大家好！"（家长协助）

2. 10~12 个月的婴儿—"××"。

"到！"（家长协助举手）

顺序：从左到右，从右到左，抽点（情绪不稳定的孩子）（图 5-2）。

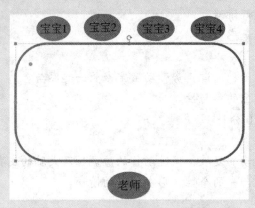

图 5-2　活动顺序

（三）抚触被动操

目的：

1. 增进亲子感情，促进宝宝的血液循环。

2. 能增进四肢力量，促进骨骼的生长。

配乐：舒缓音乐，带动作的歌谣。

内容：

1. 四肢被动操（一、二、三、四）。

2. 起坐运动（边做动作边念儿歌："拉大锯，扯大锯，外婆家看大戏。妈妈去，爸爸去，小宝宝，也要去！"）。

（四）听力/视觉训练

目的：训练宝宝的追视追听能力，提高视听敏锐度。

听觉内容：

婴幼儿—哭、笑　　动物—猫、狗、牛

物品—钟、锯子　　事物—敲门声、刷牙声

视觉内容：视觉追踪、光线明暗、辨别颜色、辨别事物大小/高低/粗细/长短。

（五）律动

目的：节奏感的培养、动作的模仿。

内容：

1. 音乐类游戏—《不倒翁》（8~10 个月）。

2. 韵律或节奏游戏：

乐器—腕铃、串铃、沙锤（6~8 个月）；

沙蛋、碰铃、鼓（10~12 个月）。

（六）探险

目的：促进宝宝动作的协调与灵活性，增进肌肉的力量。

内容：利用器材的感统游戏。

1. 球上运动（前庭训练）。

2. 走平衡木（平衡力训练）。

3. 时光隧道（爬行练习）。

（七）聪明时间

目的：促进精细动作及认知能力的发展，促进感觉的敏锐度。

内容：

1. 一把抓（大豆、积木）（6~8个月）。

2. 拇食指对捏（花生、细木棍）（8~10个月）。

3. 小猫钓鱼（磁性的初步感知）（10~12个月）。

（八）彩虹伞

目的：刺激视觉发育，体验集体游戏的乐趣，促进语言的发展。

要求：给家长说明活动的顺序，注意事项（安全性），家长与孩子间要有语言、目光交流。

内容：

1. 时空隧道（穿越）（4~6个月）。

2. 彩虹转转转（活动多样化）（6~8个月）。

（九）再见

目的：培养有始有终、秩序感，严谨规则、习惯、秩序。

要求：家长带着宝宝回到固定位置。

顺序：从左到右，从右到左，先来后到。

抽点（情绪不好的）。

内容方式："××，××，再见！""老师，老师，再见！"

1. 家长帮助宝宝挥动手臂（4~8个月）。

2. 宝宝自己能摇摇手示意再见（8~12个月）。

思考与练习

一、简答题

1. 简述早教中心亲子活动的特点。

2. 简述早教中心亲子活动设计的原则。

3. 简述早教中心亲子活动的组织形式和实施方法。

二、设计题

请在0~3岁年龄阶段中任选一个年龄段，分别设计社会、健康、语言、艺术、认知5个领域的亲子活动。

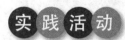

到早教中心观摩亲子活动，并写出观摩体会。

第六章

0~3岁婴幼儿家庭育儿指导

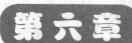

学习目标

1. 了解婴幼儿家庭育儿指导的内涵与主要类型。
2. 理解婴幼儿家庭育儿指导的原则。
3. 掌握婴幼儿家庭育儿指导的内容。
4. 掌握婴幼儿家庭育儿指导的常见策略。

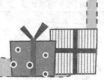

|||||||||||||||||||| 第一节　家庭育儿指导概述 ||||||||||||||||||||

一、婴幼儿家庭育儿指导的内涵

　　婴幼儿家庭育儿指导是指社会和儿童教养机构，根据家庭教育过程中存在的问题、家长的困惑和家长自身的需要向家长提供帮助的过程。家庭育儿指导的主要对象是家长，以提高家长的教育素质、改善其教育行为为直接目标，以促进儿童身心健康成长为根本目的。

　　由于婴幼儿家庭育儿指导的对象主要是婴幼儿的家长，所以在指导过程中，应该考虑成人的生理、心理知识经验的特点。因此家庭育儿指导带有成人教育的性质。

　　由于婴幼儿的父母大部分仍在岗工作，只能利用闲暇时间接受育儿指导，这就决定了家庭育儿指导活动必须具有业余教育的性质。

　　家庭育儿指导是引导教育家长学习如何科学教育和养育子女的教育过程，是教家长如何当孩子的教师的教育。学习儿童心理发展的规律和婴幼儿的年龄特点，掌握教育过程中有关知识和一般规律在家庭教育指导过程中应占有一定的地位。因此家庭育儿指导又带有一种师范教育的性质。

家庭育儿指导在个体社会化的整个过程中是个体在为人父母后学习当父母，为人祖父母后学习当祖父母的继续适应社会发展的过程，因此家庭育儿指导是终身教育的一部分。

案例思考

早教机构仅仅是婴幼儿活动中心吗？

点点今年2岁，已经到早教机构上了1年的早教课了。课程内容丰富多彩，点点也有明显进步。可是点点妈妈总觉得缺点什么。每到上课时间，点点都玩得很开心，而陪读的妈妈却只能坐在后面看着，老师偶有指导，也只是蜻蜓点水。一回到家，妈妈也想跟老师一样，能跟点点互动起来，边玩边学，可是却不得要领。点点妈妈希望老师能多一些对家长的指导，可早教的老师却表示，早教课是给宝宝上的，妈妈在一旁陪着就可以了。那早教机构真的就只是一个婴幼儿活动中心吗？早教的对象仅仅就是宝宝吗？

案例分析：平常我们所说的"早教"是"早期教育"的简称。从广义上来说，是针对0~8岁儿童开展的教育。在我国当下的社会中，人们往往习惯将早教等同于狭义的针对0~3岁婴幼儿开展的教育。所以案例中教师所说的早教课是给宝宝上的，从这一点上来说，并没有错。

只是随着社会的发展，大家越来越意识到不能孤立地看待儿童的发展，家庭对儿童发展的影响作用不可忽视。因此家长和宝宝一样，也应是早期教育的受众对象，从而延伸出了另一个新的概念，即早期教育指导，等同于家庭育儿指导。从这一个层面来说，案例中教师所说的话又有失偏颇。早教机构不仅仅是婴幼儿活动中心，也应是指导家庭育儿的重要场所，不仅仅教育宝宝，也要指导家长如何教育宝宝，将早教的效果尽可能地延伸至家庭中。

二、婴幼儿家庭育儿指导的内容

（一）提倡母乳喂养，增强婴幼儿免疫力

指导乳母加强乳房保健，在产后尽早用正确的方法哺乳；在睡眠、情绪和健康等方面保持良好状态，科学饮食，增加营养；在母乳不充分的阶段采取科学的混合喂养方法，适时添加辅食。

（二）鼓励主动学习，掌握婴幼儿日常养育和照料的科学方法

指导家长按时为婴幼儿预防接种，培养婴幼儿健康的卫生习惯，注意科学的饮食调配；及早对婴幼儿进行发展干预，让婴幼儿多看、多听、多运动、多抚触，带领婴幼儿开展适当的运动、游戏，增强婴幼儿体质；了解婴幼儿成长阶段的特点和表现，学会倾听、分辨婴幼儿的"语言"，安抚婴幼儿的情绪；学会了解婴幼儿的发病征兆及应对方法，掌

握病后护理常识。

（三）设定生活规则，养成婴幼儿良好的生活行为习惯

指导家长了解婴幼儿成长的规律及特点，为婴幼儿设定日常生活规则，并按照规则指导婴幼儿的日常生活行为；重视发挥父亲的角色作用，利用生活场景进行随机教育；指导家长采用鼓励、表扬等正面强化教育措施，塑造婴幼儿的健康生活方式。

（四）加强感知训练，提高婴幼儿感官能力，预防婴幼儿伤害

指导家长创设婴幼儿自如爬行、充分活动的独立空间与条件，随时、充分地利用日常生活中的真实物品和现象，挖掘其中的教育价值，让婴幼儿在爬行、观察、听闻、触摸等训练过程中获得各种感官活动的经验，促进婴幼儿的感官发展。同时要加强家庭保护，防止意外伤害发生。

（五）关注婴幼儿需求，激发婴幼儿想象力和好奇心

指导家长为婴幼儿提供抓握、把玩、涂鸦、拆卸等活动的设施、工具和材料；用亲子游戏的形式发展婴幼儿双手协调、手眼协调等精细动作；用心欣赏婴幼儿的行为和作品并给予鼓励，分享婴幼儿的快乐，促进婴幼儿直觉动作思维发展，满足婴幼儿好奇、好玩的认知需要。

（六）提供言语示范，促进婴幼儿语言能力发展

指导家长为婴幼儿创设宽松愉快的语言环境；提高自身口语素养，为婴幼儿提供良好的言语示范；为婴幼儿的语言学习和模仿提供丰富的物质材料，运用多种方法鼓励婴幼儿多开口；积极回应婴幼儿的言语需求，鼓励婴幼儿之间的模仿和交流。

（七）加强亲子沟通，养成婴幼儿良好情绪

指导家长关注、尊重、理解婴幼儿的情绪，多给予婴幼儿鼓励和支持；学习亲子沟通的技巧，以民主、平等、开放的姿态与婴幼儿沟通；客观了解和合理对待婴幼儿过度的情绪化行为，有针对性地实施适合婴幼儿个性的教养策略；培养良好的亲子依恋关系。

（八）帮助婴幼儿适应幼儿园生活

入园前，指导家长有意识地养成婴幼儿的自理能力、听从指令并遵循简单规则的能力等。入园后，指导家长积极了解婴幼儿对幼儿园的适应情况，在婴幼儿出现不良情绪时，通过耐心沟通与疏导来稳定婴幼儿的情绪，分析入园不适应的原因，正确面对分离焦虑。

拓展阅读

1. 家长在婴幼儿教养过程中哪些方面感到较为困惑？

依次为习惯养成（62.9%）、营养饮食（49.0%）、入园适应（38.5%）、行为解读（32.2%）、疾病预防（30.8%）、认知能力（28.0）、身体发育（27.3%）、才艺训练（21.7%）、玩具选择（14.7%）、亲子游戏（13.3%）。家长们在教养过程中，感觉到困惑的方面较为分散，急需个性化、与教养需求相对应的教养内容及技巧，以解决每个家庭个性化的教养困惑。

——来自于真（2016）《0~3岁婴幼儿家庭教养需求分析及社区指导方案建构》

2. 家长希望教养机构能提供哪些育儿指导服务？

依次为：第一，亲子活动（23.9%）；第二，开放活动室场地和活动器械（21.0%）；第三，开放室内玩具和图书（14.8%）；第四，家长教育讲座和家长联谊活动（13.8%）；第五，组织邀请非入园宝宝参加的活动（10.5%）；第六，科学育儿相关资料（8.1%）。这表明，家长更喜欢具有参与性、开放性和教育性的活动，寓教育于游戏中；崇尚亲子同乐的亲子活动最受家长欢迎。家长在亲子活动中，可以由专业人员指导，有计划、有目的地了解宝宝的身心发展特点，体验科学育儿的方法，实现家长和宝宝共同成长。

——来自陈红梅等（2011）《武汉市散居0~3岁婴幼儿家庭早期教育需求分析》

三、婴幼儿家庭育儿指导的原则

（一）"儿童为本"原则

家庭教育是围绕儿童展开的，因此在对家庭育儿进行指导时应首先考虑儿童，坚持儿童为本的原则。要做到儿童为本，就要尊重儿童的身心发展规律，尊重儿童的合理需要与个性，创设适合儿童成长的必要条件和生活情景，保护儿童的合法权益，促进儿童的自然发展、全面发展、充分发展。

（二）"家长主体"原则

家庭育儿指导的首要对象是家长，因此家庭育儿指导者应确立为家长服务的观念，了解不同类型家庭中家长的需求，尊重家长的愿望，调动家长参与的积极性，重视发挥父母双方在指导过程中的主体作用和影响，指导家长确立责任意识，不断学习，掌握有关家庭教育的知识，提高自身修养，为子女树立榜样，为其健康成长提供必要条件。

（三）"多向互动"原则

儿童成长的环境是一个涵盖了儿童自身、家庭、学校、社区、社会等多方主体的生态系统。因此，家庭育儿指导不仅仅要着眼于家庭，还应建立指导者与家长、儿童，家长与家长，家庭之间，家校之间，家庭与社区之间的互动，努力形成相互学习、相互尊重、相互促进的环境与条件。

||||||||||| 第二节 家庭育儿指导的类型与策略 |||||||||||

从家庭育儿指导工作的发展历史看，针对家长的教育、指导和服务，过去主要被纳入妇联与卫生部门的工作中。它们的指导主要集中在卫生保健、营养健康方面。随着0~3岁婴幼儿教育的发展，各类公办或民营的教养机构逐渐兴起，承担起了0~3岁婴幼儿家庭育儿，尤其是教育方面的指导工作。这是当下家庭育儿指导实践中最为重要的主体。因此，本节所探讨的家庭育儿指导，以儿童教养机构为主。其中包括公办性质的依托社区建立的早教指导服务中心，依托幼儿园建立的亲子指导站，以及民营性质的各类早教机构等。

一、婴幼儿家庭育儿指导的主要类型

（一）从指导的手段来看，家庭育儿指导可以分为示范指导、口头指导和环境指导

1. 示范指导

示范指导是指导者亲自和婴幼儿共同游戏、活动，向家长示范如何和婴幼儿互动。这种形式适用于教学方法、教养技术性一类的活动，其优点在于，指导效果比较立竿见影。指导者在向家长示范了与婴幼儿的游戏、活动、互动过程后，家长马上予以实践，指导者可以随即观察到家长有没有正确掌握指导者的要求。而家长在看了一遍，又做了一遍之后，对指导的内容会有更深刻的印象与理解。

2. 口头指导

口头指导是指导者在亲子活动中通过口头交流的方式，向家长传达教育理念，解释教育方法背后的道理，了解婴幼儿的平时表现和家庭的教养特点，从而实现对婴幼儿家长的指导。口头指导最大的特点就是"随机"。只要有面对面的机会，那就可以随时随地交流。正因为口头指导的方便性，所以也成为指导者最常用的手段。但是随机的缺点就在于对家长的指导难成系统，难以深刻，并且如何准确把握口头指导的时机，做到有效指导，对教师的专业素质有较高的要求。

3. 环境指导

环境指导是指通过在儿童教养机构中创设与婴幼儿发展月龄相适应的环境，包括设施设备、玩具、课程、游戏等属于外部的因素，让家长带着婴幼儿在作用于环境的过程中感受早期教育的做法和理念。这种指导的特点在于潜移默化，家长可以通过观察婴幼儿与环境的互动，了解教育的意义。

（二）从指导的对象来看，家庭育儿指导可以分为集体指导与个别指导

1. 集体指导

集体指导是指把家长集中起来，以班级或小组的形式，统一进行指导。集体指导偏重规律性的指导，特别是一些重要的教育理念和普遍存在的问题。指导的效率较高。同时，家长在集体活动中能更好地了解婴幼儿的普遍发展特点，也有利于不同家长之间的交流学习。但集体指导往往会忽视个体差异性，指导的针对性不强。

2. 个别指导

个别指导是指在亲子活动中，一位指导老师贴身指导一对亲子。指导者有充足的机会去了解每个婴幼儿的发展现状、家长的教养特点，第一时间判断家长的需求，有效地为个别婴幼儿家庭提供最适宜的服务。这种更具针对性、即时性、情景性的指导更容易被家长

理解和接受。但效率没有集体指导高，往往受制于师资的水平与数量。

（三）从指导的场所来看，家庭育儿指导可以分为现场指导与场外指导

1. 现场指导

现场指导是指导者与家庭成员就婴幼儿教养的各方面发展领域，在预先设计的活动中，展开面对面式地直接交流。比如最常见就是早教机构中的亲子活动以及送教上门等。

2. 场外指导

场外指导是相对于现场指导而言的，是指离开了与婴幼儿直接互动的教养现场，就预先确定的教养专题，与婴幼儿护理专家、心理学和教育学专家以及指导者进行交流的活动，是现场指导的辅助形式。比如父母学校、育儿沙龙、专家咨询、资料宣传等。但如今这类场外指导倾向于在网络平台上进行，通过微信公众号、家长群、微博、微课等形式开展。

上述不同类型的指导各有特点，在实际开展过程中，它们并不是完全割裂开来的。在一次指导过程中，指导者往往是综合运用不同类型的指导，既有言传身教，又有潜移默化；既有面上的指导，又有点上的指导；既有现场的点拨，又有网络平台的延伸。指导者只有依据具体教育实践，将各个类型的指导相结合，才能发挥指导的最大效力。

拓展阅读

国家教委、全国妇联颁发的《家长教育行为规范（试行）》

一、树立为国教子思想，自觉履行教育子女的职责。

二、重在教子做人，提高子女思想道德水平、培养子女遵守社会公德习惯、增强子女法律意识和社会责任感。

三、关心子女的智力开发和科学文化学习，培养良好的学习习惯，要求要适当，方法要正确。

四、培养和训练子女良好生活习惯，鼓励子女参加文娱体育和社会交往活动，促进子女身心的健康发展。

五、引导子女参加力所能及的家务劳动，支持子女参加社会公益劳动，培养子女的自理能力及劳动习惯。

六、爱护、关心、严格要求子女。不溺爱、不打骂、不歧视，保障子女的合法权益。

七、要举止文明，情趣健康、言行一致、敬业进取，各方面为子女做榜样。

八、保持家庭和睦，创建民主、平等、和谐的关系，形成良好的家庭教育环境。

九、学习和掌握教育子女的科学知识及方法，针对子女的年龄特征、个性特点实施教育。

十、要和学校、社会密切联系，互相配合，保持教育的一致性。

二、婴幼儿家庭育儿指导的常见策略

在儿童教养机构中，指导者对家长的指导一般集中在亲子活动中。通过教师（即指导者）预先精心设计的活动，孩子、家长和教师三者同时互动交流，家长能更直接、生动、全面地获得育儿知识，了解、学习观察孩子行为的方法以及在教师的指导下，通过实践调整自己对孩子的指导、提高自己的教养水平。活动过程中，孩子与材料互动的主要目的不仅仅是满足教师对孩子的直接指导，以现场活动促进孩子发展，而更是为家长提供一种实际、可操作的场景，在教师的指导下提高家长的教养能力。因此，这里主要论述亲子活动中的指导策略。

现有早教机构中的亲子活动一般以"上课"的形式出现，一次课在1个小时左右，期间贯穿集体教学、小组活动、个别化指导等多种教学组织形式。一般而言，一次亲子活动大致可以分为三个阶段，第一个阶段是准备阶段，包括热身活动、师生问好、自我介绍等内容；第二个阶段是新授阶段，包括涉及大动作、精细动作、认知、语言、社会性、艺术等多领域的教学内容；第三个阶段是结束阶段，包括对于此次亲子活动的小结、家庭延伸等。家庭育儿指导一般集中在新授阶段与结束阶段，大致有以下几种策略：

（一）示范策略

示范策略是教师向孩子和家长演示活动材料的操作、亲子游戏以及亲子互动的方法。这一策略呈现了活动使用什么材料，这些材料如何操作，步骤是怎样的，游戏规则是怎样的，如何跟孩子互动等。整个示范过程具体、明了，符合孩子爱模仿的天性，也能给家长最为直观的行为参考，是指导中最为常见的策略。

（二）说明策略

说明策略是教师告诉家长活动的目的、活动材料的操作要领。通过这一策略，能让家长明了每一个活动内容背后的设计意图与发展价值，而不是一般家长眼中的"随便玩玩"，同时也能交代清楚活动材料的操作细节与注意事项，便于家长在家庭中进一步做巩固活动。

（三）建议策略

建议策略是教师为家长对孩子的指导提出优化办法或者提供家庭延伸活动的材料、方式的参考。这一策略对教师的专业素养有较高要求，教师要能结合不同家庭的实际情况提出有针对性的优化方案。

（四）暗示策略

暗示策略是当孩子出现某些问题时，教师表面上是在对孩子说，实质上是暗示家长如何做。这一策略其实跟示范策略较为接近，但示范在于"明说"，而这一策略则是考虑到家长的心态而采用迂回的方式，通过跟孩子的互动给家长提供解决问题的模板。

（五）解释—引导策略

解释—引导策略能够使教师帮助家长分析孩子的发展特点、出现问题的原因，并引导家长应该如何去解决问题。这一策略要求教师必须熟知孩子的年龄发展特点及常见行为问题，才能针对家长的育儿问题给出有效的解决办法。

以下通过一个亲子活动的实例（表6-1）来展现上述策略。

表6-1　亲子活动实录

	活动实录
准备阶段	**环节一：Hello 时间** 目的：学会与人问好，从小培养社交礼仪。 过程： 老师放轻快的音乐，跟每个进到教室的孩子与家长热情打招呼。（示范） 一个爸爸带孩子进来时，不跟任何人打招呼，直接坐在地垫上玩手机，孩子也显得很腼腆。这时老师走过来蹲在孩子面前，热情地说："××早上好啊！"孩子小声回应说："老师早上好！" 老师接着说："你的声音真甜美啊，其他小朋友也想听见呢，我们也去跟其他小伙伴们问声好吧，爸爸也一起来噢。"（暗示）
新授阶段	**环节二：唱名游戏（社交能力）** 目的：增强本体感，在与同伴的交往过程中感知尊重与被尊重。 过程： 每个孩子在音乐的伴奏下，一个一个唱出自己的名字，并拍拍自己的身体。 唱完后，老师小结说："这个环节鼓励孩子大方自信地向别人介绍自己，可以增强孩子的本体感，并且也能让孩子感受到在介绍自己时，别人对自己的注视与尊重，同时在别人做自我介绍时，自己学会去倾听与尊重他人。家长朋友们，平常也可以多多鼓励孩子大方自信地介绍自己，也可以给孩子编一些简单的自我介绍的顺口溜"。（说明、建议）
	环节三：投掷练习（大运动） 目的：练习听口令扔东西，发展上肢力度；为投球做准备。 准备：大小适合孩子手抓的玩具，小桶。 过程： 1. 老师先示范抓物扔进桶里的动作，助教老师帮助把球捡回来。（示范） 2. 家长带领孩子一起投球，老师巡回指导。 其间，一个孩子不听口令扔东西，自己一个人兴奋地绕着教室不断跑圈，并不时地钻进教具柜里蹲着。家长有点着急，想拉着孩子一起来扔东西，但孩子根本不听。这时老师走过来跟家长说："没关系的。估计你家宝宝因为有一段时间没来这里了，所以今天来会有点兴奋。再加上他这个年龄段的孩子开始进入空间敏感期，会有喜欢跑圈、钻进狭小空间等行为表现。我们先不着急拉着他一起做，先观察观察。孩子平常在家跑动时，我们不必制止，只要注意安全就可以了。可以考虑给孩子用大纸箱搭个小房子，满足孩子对空间的探索欲。"（解释—引导）
	环节四：开瓶盖取物（精细动作） 目的：培养孩子的观察能力及解决问题的能力。 准备：蘑菇钉教具。 过程： 1. 老师取工作毯与教具后介绍教具名称及作用，以蒙氏三阶段教学法学习。（示范、说明） 2. 孩子与家长领取玩具并操作教具。老师巡回指导，针对每个孩子的情况给家长提出相应的建议。环节结束后，老师提出，家长可以在家里用矿泉水瓶盖来练习。（建议）
	环节五：花的世界（语言） ……
	环节六：伦敦桥（音乐） ……

续表

活动实录	
结束阶段	环节七：活动小结 老师再次就今天每个环节的设计意图与对孩子的发展价值进行简要说明，接着将可以做的家庭延伸活动印发到小卡片上发放给家长，并提醒家长可以将孩子的表现记录到卡片上，下次上课时反馈给老师。（说明、建议）

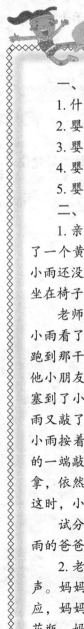 思考与练习

一、简答题

1.什么是婴幼儿家庭育儿指导？它是一种什么性质的教育形式？

2.婴幼儿家庭育儿指导的内容包括哪些？

3.婴幼儿家庭育儿指导应该遵循哪些原则？

4.婴幼儿家庭育儿指导的类型包括哪些？

5.婴幼儿家庭育儿指导的常见策略有哪些？请举例说明。

二、材料分析题

1.亲子活动中，老师让每个小朋友拿一个自己喜欢颜色的小椅子，小雨选择了一个黄色小椅子后跑向爸爸，爸爸一把抱住小雨，问道："这是什么颜色啊？"小雨还没有来得及反应，爸爸紧接着又说了一句"是不是黄色？"小雨点了点头，坐在椅子上。

老师带领大家拿着小沙锤敲手鼓，要求每一个小朋友手鼓要用小沙锤敲三下。小雨看了看小沙锤，跑到了瑜伽球旁边，爸爸喊道："回来，老师让你干吗呢，你跑到那干吗啊，赶紧回来。"小雨没有听，而是用手摸了摸瑜伽球表面的凸起。其他小朋友都已经准备就绪了，爸爸直接跑过去，把小雨抱回到原位，并把小沙锤塞到了小雨手中，指着小鼓，说："敲三下"。小雨敲了一下，爸爸说："再敲"。小雨又敲了一下，爸爸说："老师说是敲三下，明白吗？"说完后就看着小雨，期待小雨按着教师的安排来做动作。然而，小雨突然把小沙锤反着拿了起来，用把手的一端敲鼓。爸爸立刻用手握住了小沙锤，跟小雨说："拿反了。"小雨没有正过来拿，依然反着敲鼓，爸爸从小雨手中夺回小沙锤，以常规的方式放到了小雨手中。这时，小雨不再玩小沙锤，开始看身边的小朋友。

试分析：小雨的爸爸在亲子互动中存在什么问题？如果你是老师，如何指导小雨的爸爸？

2.老师拿出了一个漂亮的玻璃瓶子，潇潇看得出神，突然很开心地大叫了一声。妈妈用手扯了潇潇的胳膊，低声说："你可以这样吗？"潇潇还没有来得及回应，妈妈就说："当然不可以！"潇潇低头看手，摆弄手指，不再关注老师手中的花瓶。妈妈又说："快看老师，快看啊！"潇潇没有任何回应。

老师让每个小朋友选择两朵自己喜欢的花黏在花瓶上，潇潇选了两朵粉色的花，兴高采烈地跑向妈妈，妈妈还没有接过花，看了看潇潇手中的粉花，皱起了眉头，"你怎么挑了两个一样颜色的啊？还这么土。这不行，你去找老师换两个颜色，快去，找老师换一下！"潇潇拿着花又找老师又换了两个颜色，拿给了妈妈，妈妈说："这次还凑合，最起码能看了！"说完，潇潇开始听从老师的指挥，用手将花往瓶子上黏，但是黏了两次都不成功。这时，妈妈说："哎，你看你看，旁边的小妹妹都做好了，你都是最后一名了，数你最慢。"说完后，直接从孩子手中拿过花，自己黏了上去，潇潇看着妈妈黏花，没有说话。

请分析妈妈对潇潇的回应方式，并对妈妈提出指导建议。

实 践 活 动

请针对家长的困惑"婴幼儿喜欢吸吮手指"，利用指导策略为家长提供具体指导建议。

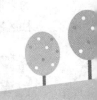

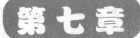

0~3岁社区早期教育

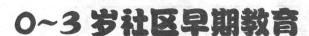

学习目标

1. 理解社区早期教育的内涵。
2. 理解常见的 0~3 岁社区早期教育服务模式。
3. 掌握社区早期儿童服务中心服务的目标。
4. 掌握社区早期儿童服务中心的基本服务内容。
5. 了解社区早期教育服务的管理。

第一节　社区早期教育概述

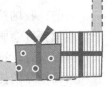

一、社区早期教育的内涵

"教育社会化，社会教育化"已成为当今世界各国教育改革和发展的共同趋势，而社区教育是"教育社会化、社会教育化"的最佳结合点。早期教育是社区教育的一个重要组成部分，其社会化发展已势在必行，社区早期教育在我国的兴起和发展，为早期教育的改革和发展展现了一个美好的前景。学前儿童是社区人口的组成部分，其教育是社区建设的一项重要内容。

社区早期教育就是社区内为 0~6 岁学前儿童或全体居民设置的教育设施和教育活动，是多层次、多内容、多种类的社会教育。社区早期教育是建立在终身教育观的基础上，其教育对象的范围扩大到社区内全体婴幼儿、婴幼儿家长和社区全体成员。社区早期教育不能仅仅局限于教育机构，还要将教育扩展到家庭和社会的各个方面，注重推广社区成员对早期教育的认识和参与程度，从而为早期教育创造良好的家庭和社会环境；社区早期教育的形式不仅包括正规教育，也应当包括各种形式的非正规教育，并通过社区行政的和非行政的手段，为社区各类成员提供多种发展机会和条件。由此可见，社区早期教育的开展是将社区发展与社区教育联系起来，相互促进，协调发展，因而其效能也是全方位的、整体的。

二、我国0~3岁社区早期教育服务现状

我国提出社区建设的时间不长，社区的行政管理色彩浓烈，社区民众的归属感和认同感、自助和互助的服务精神以及作为"社会人"对社会生活的自觉参与和监督等方面的意识和作为都有待逐步培育和加强，社区的运行机制也有待逐步建立。

0~3岁早期教育服务具有很强的社会性，与家庭和社区密切联系。把0~3岁早期教育服务纳入社区建设的重要内容，对于社会资源的集积和利用、社会保障体系功能的发挥、社会服务网络的完善等都具有重要意义。但在目前的社区背景下，建立以社区为基础的0~3岁早期教育服务网络面临着诸多问题。

（一）社区的行政性强，条块分割、各自为政，各部门对0~3岁社区早期教育服务的作为相互割裂

目前，我国社区构建是通过行政区管理来推进的，社区的行政性强，且条块分割，对于学前教育社会服务各自为政。虽然各部门对学前儿童教养有各自的职责和协调配合的要求，但在实际运行中，虽然教委、卫计委、妇儿工委等部门都承担0~3岁婴幼儿维权、教养和家长指导的任务，但基本上处于各自为政的状态。

这种没有形成相互协调统一的、相互割裂的学前教育管理和服务，在运行过程中各方合作不密切，有时候还会产生冲突，使有限的资源得不到有效利用，社区功能、力量的发挥受到很大的限制，急需构建统合资源和协调力量的有效机制，使一定区域范围内的各部门能为社区的形成和发展、为0~3岁社区早期教育服务网络的构建协调配合，使各方力量和资源形成有机整体。

（二）0~3岁早期教育研究薄弱，缺乏理论指导和实践基础，社区早期教育服务网络建立缺乏真正可依托的服务实体和保教专业队伍

我国0~3岁早期教育研究很薄弱，科学性有待加强。"以社区为基础的0~3岁婴幼儿教育服务"领域的研究更是少，十分缺乏理论指导。卫生部门局限于对社区内0~3岁婴幼儿的健康检查、预防接种等保健指导，未能涉及教育。

卫计委、妇儿工委等部门对0~3岁教养也有积极性，但这些部门对儿童教育这一专业服务却是无能为力。在政府对民办教育的政策支持和市场需求的刺激下，私营幼儿园和早教机构应运而生，但大多数私营机构都以追求利润、迎合家长为首要目的，专业性不强，提供的保教质量不过关，甚至存在很多问题。我国现在也没有0~3岁早期教育师资培养专业，因此相关专业人员非常缺乏。对一些部门用于短期集训所制定的受训人员的工作目标定位和早教课程体系，其科学性还有待进一步论证。现有的0~3岁婴幼儿教育服务机构在教养观念、服务意识以及指导能力方面还远不能满足婴幼儿发展、家长和社会的实际需

要，难以适应实施素质教育的要求。

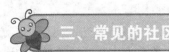

三、常见的社区早期教育服务模式

（一）0~3岁的社区早教指导中心

社区早教指导中心与民办的早教中心不同，它是家庭早期教育公益指导活动平台，社区为开设早教指导中心提供婴幼儿活动场地，利用玩具橱窗向家长介绍益智玩具和书刊，利用宣传栏普及早教知识。

坚持"以儿童为中心、以家庭为基础、以社区为依托"的服务理念，面向社区0~3岁的婴幼儿家庭，提供公益性早期教育指导，建立公益性、普惠性的儿童早期发展家庭教育服务网络。在社区的指导下，落实早教活动方案，落实专兼职人员的师资培训，实现社区内的早教资源共享，定期组织开展教学、娱乐、训练等系列化亲子活动。

服务内容：开展婴幼儿发展所需的各类活动；组织家庭教育的培训与指导；提供家庭所需要的育儿信息；建立婴幼儿成长档案。

（二）定期召开0~3岁婴幼儿家长专题讲座、咨询会

面向0~3岁婴幼儿家长及看护人员，主要开展早教知识指导培训、儿童健康咨询等活动，旨在提高看护人对儿童早期发展的重视程度，为婴幼儿家庭提供更全面、更科学、更便利的早教指导与服务，逐步提升社区服务家庭早期教育能力。

讲座、咨询会的内容：

（1）按年龄段讲解婴幼儿的生理、心理发育特点，训练的方法。

（2）按年龄段向家长播放早教录像。

（3）讲家庭教育的重要性及早教原则。

（4）家长互相交流经验和体会。

（5）医生提供咨询服务。家长会每3个月1个周期，每期分4个年龄段（0~6个月、7~12个月、1~1.5岁、1岁7个月~2岁以上），每周1个年龄段，每次家长会后有专家可供咨询。

（三）定期做健康检查和智力筛查

由儿童保健医生对社区儿童进行体检、喂养指导、疾病防治、计划免疫工作，还要为社区有特殊需要的家庭和儿童服务。在儿童满7个月、1岁3个月、2岁时，儿童保健医生用小儿智力发育筛查法，进行智力筛查，以了解婴幼儿的发育状况，并根据测查结果对特殊儿童早期教育进行干预和有针对性地指导。对发育迟缓儿童的早期教养干预、引导，不仅是家庭的责任，更应该成为社区与社会的共同责任。

社区儿童保健医生还对家长进行早教指导。自新生儿出生后，儿童保健医生就按年龄段的训练项目对家长进行一对一的指导，要求语言精练，讲解项目通俗易懂，每次不少于20分钟。新生儿结合访视进行1次，满月后结合计划免疫或体检每2~3个月1次，1岁后每半年1次。为了保证早教效果，要求先进行早教后做其他检查，每次应来两位家长（父

或母及看护者）。医生每次询问前一次的训练情况，做好训练记录，发现问题及时纠正。同时将下一年龄段的资料发给家长并做具体指导。

（四）儿童图书借阅中心

儿童图书借阅中心是面向社区家庭开展教育指导的一种形式。在借阅中心开放的过程中，专业化的早期教育指导主要从家长对阅读材料的选择和亲子阅读方法指导两个方面切入。社区家庭为孩子选择图书时存在盲目性和随意性，因此要在家庭亲子阅读活动里加强适宜图书的选择指导。为了提高婴幼儿早期阅读的兴趣，中心要提供环境优良的阅读环境。

 四、社区早期儿童服务中心工作的开展

社区早期儿童服务中心是指依托社区，结合妇联、教育、医疗等社区资源，为社区0~3岁婴幼儿家庭传授科学育儿理念、提供早期教育服务的公办早教机构。

服务内容：开展婴幼儿发展所需的各类活动；组织家庭教育的培训与指导；提供家庭所需要的育儿信息；加强网络资讯与活动简报的宣传；建立婴幼儿成长档案。

服务形式：亲子活动展示、上门指导、现场示范、电话访问、讲座、专家咨询、网上论坛、亲子游戏、家长沙龙、科学育儿指导服务中心、亲子指导站、亲子俱乐部等，为婴幼儿身心和谐发展给予更多的关心、关爱；对家庭科学育儿给予更多的指导和帮助。

（一）社区开展儿童早期发展服务的目标

通过社区早期儿童服务中心在社区开展一系列儿童早期发展的基本服务，最终达到促进0~3岁婴幼儿全面健康发展的目标。

目标一：为社区内0~3岁婴幼儿及父母（看护人）提供免费的儿童早期发展服务，并普及科学育儿的知识和理念，逐步提高社区提供儿童早期发展服务的能力。

（1）通过多种形式的培训和技术指导，逐步提高志愿者服务能力。

（2）由专业的儿童早期发展服务人员指导开展服务。

目标二：探索为社区0~3岁婴幼儿及父母（看护人）提供儿童早期发展服务的低成本、高质量、可持续的有效方法和模式。

目标三：促进科学育儿理念的传播，提高父母（看护人）对儿童早期发展的重视程度，提高其在家庭中科学育儿的能力。

（二）社区早期儿童服务中心的基本服务内容

1. 开展经常性的儿童早期服务活动

（1）日常开放。

建议每周全天开放5天，家长和孩子自由活动；社区提供玩（教）具、设备以及其他当地资源供儿童游戏，家长可查阅科学育儿知识（触摸屏）。

（2）双休日亲子班。

双休日定期开展亲子游戏、亲子阅读等免费的综合性服务活动；建议每周开展2个半天的活动，每个半天2节课，每节课40分钟，中间有休息，每节课参加人数为8~12对家长和孩子。

2. 依托科学育儿网，开展形式多样的教育宣传活动

（1）在中心开展各类培训与讲座、家长课堂，对来到中心的家长开展科学育儿理念的咨询与指导。

（2）利用多种途径广泛开展社区动员宣传活动，宣传科学育儿理念与知识，促进家长对儿童早期教育的重视，正确看待和理解科学育儿的意义，动员和帮助家长参与到科学育儿活动中去。尤其在建立初期，要特别加强中心功能与服务的宣传，吸引更多家长与婴幼儿关注并常来中心。

①利用传统媒体进行宣传，如报纸、图书等，制作家庭教育知识手册、宣传单等发放到家庭。

②借助新媒体进行宣传，如互联网、手机，可通过开办网上家长论坛、微信平台、短信交流平台、手机报、专家在线咨询等形式进行宣传。

③搭建社区早教服务中心与社区幼儿园之间的交流平台。通过广泛交流，争取教育志愿者的加入，吸取先进的教育知识和经验，改进社区早期教育支持服务工作。

3. 入户指导

入户指导是针对 0~3 岁婴幼儿散居在社区、家庭的特点而进行的一种早期教育指导方式。确切地说，入户指导就是早教教师走进婴幼儿家庭向家长介绍 0~3 岁婴幼儿身心发展规律的基本知识，宣传正确的家庭教育观念，指导科学的家庭教育策略和方法。

对很少或从来没有到中心参加有组织的活动的家庭进行家访，了解没有参加的原因，并提供相应的帮助与服务。通过家庭入户访问，了解社区 0~3 岁婴幼儿和家长的需求和生活情况，提供有针对性的咨询与指导服务，并教会家长充分利用生活资源在家里与孩子进行亲子游戏等，同时宣传中心的功能与服务。

入户指导的内容：

（1）与家长交谈，观察和了解婴幼儿的生长发育状况。

（2）教授亲子游戏，帮助家长了解婴幼儿年龄阶段的教育要点。

（3）接受家长咨询，帮助家长解决育儿困惑。

（4）征求意见，拓宽入户指导内容。

在一周后，早教教师还要进行电话回访，以了解本次活动的效果，关注入户指导内容对婴幼儿个性化发展的适宜性和有效性，并交代家长可通过联系电话定期咨询，不断追踪婴幼儿的发展。

知识拓展

入户指导教师的素质

对家长问卷调查的结果发现，家长对于入户指导教师素质的期望主要包含以下几个方面：

（一）扎实的理论知识与丰富的实践经验

问卷调查结果显示，70.1% 的家长认为入户指导教师具有丰富、翔实的育儿知识

储备是非常重要的，23.6%的家长认为入户指导教师具有丰富、翔实的育儿知识储备是重要的，也就是说，绝大多数（93.7%）的家长希望入户指导教师具有丰富、翔实的育儿知识。

（二）良好的沟通技巧

问卷调查的结果显示，77.1%的家长认为入户指导教师"和蔼可亲、与宝宝玩到一块"是非常重要的，64.6%的家长认为入户指导教师"能耐心倾听每位家长的叙述并进行个性化指导"是非常重要的。由此可见，大多数家长十分期望入户指导教师在与家长、婴幼儿沟通时，保持亲切、耐心的态度。

（三）入户指导教师的工作规范

问卷调查的结果显示，绝大多数家长对于入户指导教师具体工作规范的重视程度比较高。在6项具体工作规范中，家长重视程度由高到低依次为：拥有育婴师资格；需要经过上岗培训；与家庭保持联系、定期关注家庭需要；细致记录、形成跟踪机制；统一着装，衣着得体；属于在编的社区工作者。

（四）入户指导教师指导行为的特征

问卷调查结果显示，家长对于入户指导教师指导行为特征中最为期待的3个特征分别是"能够鼓励并引导婴幼儿""能够引领家长始终关注婴幼儿的发展""能够促进亲子积极互动"。此外，对"能够与家庭建立良好的关系""对待宝宝温和亲切"这两项指导行为特征也有一定期待。

（五）入户指导教师的工作态度及方式

问卷调查结果显示，绝大多数家长比较重视入户指导教师的工作态度及方式：70.1%的家长非常重视入户指导教师能在初次入户服务时，先行了解家长的育儿理念及行为。家长对于"入户指导教师与家长就育儿问题开展开放式的讨论"和"对于家庭文化及育儿观念显示出尊重"这两项具体的指导教师工作态度及方式也非常重视。

——来自于真（2016）《0~3岁婴幼儿家庭教养需求分析及社区指导方案建构——从入户指导为例》

4. 转介服务

在开展服务的过程中，中心早教人员若发现儿童可能存在被伤害、被虐待的迹象，要向妇女干部或民政部门报告；发现儿童有卫生保健等相关医疗需求时，可向社区保健医生反映情况；发现有贫困、孤残等处于困境需要帮助的儿童及家庭时，可向妇女干部或民政部门报告。

第二节　社区早期教育的管理

0~3岁婴幼儿社区早期教育是完善终身教育体系新的生长点，社区早期教育公共服务体系是我国教育公共服务体系建设的重要组成部分，是政府关注民生民情、重视教育公平的必然要求。要构建0~3岁婴幼儿社区早期教育公共服务体系，必须要科学架构社区早期教育公共服务体系，它应该由行政管理体系和社会服务体系两部分组成。

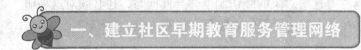

一、建立社区早期教育服务管理网络

管理网络是指社区0~3岁婴幼儿早期教育需要教育部门、妇联部门、卫计委、妇幼保健部门的联动和协同努力。同时，也需要幼儿园、社区及家庭三方积极互动，形成教育合力。

（一）行政管理体系的建立

政府是社区早期教育公共服务体系建设的主导角色。行政管理体系主要包括市、区、乡镇到社区的政府决策系统。该系统主要负责有关发展0~3岁婴幼儿早期教育事业方针的决策，同时也包括从市到区县到乡镇的，由发改委、教委、卫计委、劳动与社会保障、财政、民政、妇联等相关部门组成的各级联席会议制度，联席会议执行当地政府的有关决策，研究、协调落实措施。

政府要担当起社区早期教育公共服务体系建设的主导角色，建立由地方教育部门牵头的社区0~3岁婴幼儿早教服务工作小组。工作小组联合各区县幼教教研室、街道、医疗卫生、妇联、卫计委等部门相关工作人员共同参与，定期召开组织工作会议，监控社区0~3岁婴幼儿早期教育公共服务体系的建设进程和工作开展情况。

在形成政府统筹、部门协作、社会参与的0~3岁婴幼儿社区早期教育管理机构的过程中，可以由教育部门牵头，各部门按照各自的行政职能，各负其责，通力合作。教育部门要负责立项《0~3岁婴幼儿社区早期教育公共服务体系构建研究》的相关研究课题，创建社区亲子活动中心、早教咨询指导站、早教宣传网站等，联合地方高校有计划地进行早教师资培养，定期对0~3岁婴幼儿社区早期教育工作进行管理与业务指导；卫计委可以定期为婴幼儿保健及家长育儿提供医学指导和咨询，为社区内婴幼儿进行定期体格检查和生长发育监测，对社区内体弱、伤残等婴幼儿提供康复保健服务等，同时还要做好统筹规划，科学布点，优化资源，建立多种形式的早教机构，配合教育部门，开展优生优育指导，及时提供社区内新生儿出生人数，支持与帮助社区内亲子教育机构和幼儿园开展早教服务活动；妇联可以协调社会各界，优化婴幼儿成长环境，大力推进家庭教育工作，配合教育部门，为课题实施创造有利条件；民政部门可以将婴幼儿早期教育工作作为学习化社区建设项目之一，为特困家庭婴幼儿和弱智、残疾婴幼儿接受早期教育提供帮助，制订和完善0~3岁婴幼儿社区早期教育工作者培训计划，形成关注弱势群体、终身教育从娃娃抓起的良好氛围。同时，为确保各个部门能够认真履行职责，还需要定期召开组织工作会议，加强政府各部门对0~3岁婴幼儿社区早期教育的领导和管理职能。

（二）早期教育管理机制的运行

社会服务体系应以各地的0~3岁婴幼儿早期教育指导中心为主干，以社区为依托，以科学教养为内容，编织覆盖全社会的公共服务网络。社会服务体系应按"条线结合，以块为主"的原则，在行政管理体系的分级领导或指导下开展服务工作，应把社会服务体系建设的重点放在为 0~3 岁婴幼儿及其家庭提供优质的早期教育公共服务平台上。

在早期教育服务中，要有一定的管理机制才能使服务活动顺利进行下去，比如可以建立早教服务对象的婴幼儿档案，建立对这些对象的随访制度。与此同时，还必须对这项服务活动进行一定的督促和检查，并接受上级主管部门的监督和指导。

1. 建立婴幼儿档案

在早教服务活动中，婴幼儿是活动的主体，必须了解婴幼儿的一些基本情况才能为其提供服务，而婴幼儿档案是了解婴幼儿情况的一个主要窗口。婴幼儿档案可以包括婴幼儿孕育、出生以及成长过程中的包括图像、文字、声音等的各种原始记录，以及婴幼儿家庭的家族史、父母以及家庭较亲近成员的教育及基本的生理、性格等各种情况。

建立婴幼儿档案可以为早教服务活动提供极大的帮助，能够使服务活动更全面、更人性化、更个性化，同时也能为家长在教育婴幼儿过程中提供有益的借鉴。

2. 建立随访制度

婴幼儿在成长的过程中，有很多值得关注及教育的地方，因而早教服务并不是一个一劳永逸的活动，它需要不断地进行下去，是个长期的过程。这就需要为之建立一个制度，使这项活动能够长期开展下去，而随访制度可以为这项活动提供一个很好的帮助，它可以使我们了解婴幼儿的各种变化，以便为其提供更有针对性的服务。

3. 建立督察制度

在早教服务活动中，虽然已经为婴幼儿建立了档案，并且能够对其进行随时访查，但由于服务的对象是人，服务者也是人而非机器，这就需要一定的督促和检查制度才能使整个活动在预定的范围内进行下去。

4. 接受上级主管部门的督导

进行早教服务活动，不仅仅是某个单位或者某个个人的行为，它需要接受上级主管部门随时监督和检查，并能够在上级主管部门的指导下进行更长时间、更规范的活动。要加强管理督察力度，对条件差、教育水平低的托儿所采取培训、考核、评星级等活动，促使其快速提高。

二、建立社区早期教育服务网络

服务网络是指不同层次、不同形式、不同内容、不同途径的社区早教服务，既相互独立又相互呼应，形成立体网络，以各地 0~3 岁婴幼儿早期教育指导中心为主干，以各类早期教育机构为基础，以社区为依托，以科学教养为内容，编织的覆盖全社会的公共服务网络。该服务网络惠及社区内每个 0~3 岁的婴幼儿。

（一）社区早期教育服务活动的目的

1. 了解社区早期教育的发展现状

社区要组织人员向辖区内发放 0~3 岁婴幼儿家庭问卷，通过问卷调查，一方面了解社区 0~3 岁未入托婴幼儿的人数及其家庭结构，家长对婴幼儿进行早期教育的能力（包括专业能力和经济能力），家长对 0~3 岁未入托婴幼儿的教养方式，另一方面了解家庭对开展

0~3 岁婴幼儿早期教育的需求。简而言之，社区肩负着对辖区内 0~3 岁婴幼儿早期教育现状及需求进行调查研究的职责。

2. 依托社区做好规划，提高受教育率

"依托社区"是指面向社区，努力探索，在"优质教育资源共享""为人生起步奠定基础"这两个全新教育理念的指导下，利用社区的各种资源，依托社区街道、妇联、卫生院儿保科等有效资源，加强与各部门的横向联系，发挥社区内专业人员的特长，用先进的教育理念与专业的卫生保健知识服务于社区居民，提供针对 0~3 岁婴幼儿及家长的教育，提高家长的教养水平，改善婴幼儿的教养环境，进而切实提高社区 0~3 岁婴幼儿早期受教育率。

（二）社区早期教育服务活动的内容

为了满足婴幼儿和家长的需求，社区早期教育服务是多样化的，社区早期教育的内容和途径也是多种多样的。因此要切实做好以下 5 个方面的工作：

1. 做好宣传

坚持进行上门宣传或电话联系，主动传递早教信息，鼓励已参与早教活动的家长宣传活动信息和效果，用滚动形式扩大社区早教活动的影响，从而提高 0~3 岁婴幼儿受教育率。

2. 选派教师

各早教指导服务中心选派有经验、有责任心的教师担任各亲子学校早教教研组长，以保障各类早教工作的专业水准；精心设计和实施各类早教活动，注重活动内容的适宜性和活动形式的多样化，满足婴幼儿和家长的个性化需求；在指导服务中注重宣传科学育儿理念，提高家长的科学育儿能力；重视发挥辐射作用，提高受教育的质量。

3. 活动示范

协助亲子教育机构开展丰富多彩的活动，使带养者初步掌握 0~3 岁婴幼儿教养知识技能，对婴幼儿的生理和心理特点有更深的了解；使早教教师对活动的分析和设计能力得到有效提高，进一步促进教师积极主动与养带者的沟通交流；分享早教经验，提升教师专业化水平。

4. 整合资源

为了满足社会和家长的需求，可以整合社会、学校、家庭资源，建立社区亲子俱乐部，以提高家长素质为资源整合的重点。

5. 广泛沟通

采用上门宣传、专题讲座、社区广播、小报宣传等方法，对社区内 0~3 岁散居婴幼儿家庭、特殊特困婴幼儿家庭、外来人员婴幼儿家庭宣传科学的早期教育理念，动员辖区内家庭广泛参与社区亲子活动。

（三）发挥社区早教中心或幼儿园的作用

社区早教中心或幼儿园要"密切同社区的联系与合作，积极开展 0~3 岁散居婴幼儿的教育与宣传活动"。社区要充分发挥幼儿园在社区早期教育中的服务功能和主导功能，方便、快捷地为社区居民提供幼教资源，帮助家长了解早期教育的意义和方法，让科学的早期教育走进千家万户。

1. 社区早教中心或幼儿园举办亲子活动

亲子活动是由家长和婴幼儿共同参与的活动，寓教于乐，能增进家长与婴幼儿的情感，融洽家庭气氛，增加家长与婴幼儿共同体验生活的机会，促进婴幼儿的发展。这种亲子活动主要体现了以下3个特点：

（1）互动性：构筑婴幼儿与婴幼儿之间、家长与家长之间、婴幼儿与教师之间、教师与家长之间互动的平台和友谊的桥梁。

（2）趣味性：让婴幼儿爱游戏，体验活动的乐趣。

（3）过程性：更多关注婴幼儿、家长、教师在活动中综合素质的提高和兴趣的培养。

2. 建立"社区早教宣传栏"

社区早教宣传栏是面对全园全社区家长的家教园地，内容丰富实用，有健康快车、育儿经验、百卉园、回音壁、饮食营养、疾病预防、婴幼儿教育条例法规、安全卫生等栏目，不但可以丰富家长的育儿知识，开阔眼界，而且可以对家长提出的意见及建议进行收集整理，在专栏上进行反馈、答复，使家长感到社区的工作能真正为他们服务，为婴幼儿着想。

类似的宣传活动还包括开通社区咨询电话，随时为社区0~3岁婴幼儿家长提供早期教育咨询、科学育儿等指导，及时解答家长疑问。

3. 送教活动

服务内容有：发放家教宣传资料，解答家长有关优生、优育、优教等方面的问题。在园外围墙设置"科学育儿社区宣传栏"，向过往行人和社区家长宣传科学育儿、传染病预防、食品卫生安全等知识。

（1）送教入门活动。

主要针对婴幼儿生理、心理特点及家庭环境个别化的特点，入户进行一对一的指导。

（2）专家讲座和咨询服务。

由专家引领，确保家庭教育沿着科学、正确的方向发展，重在指导家长树立正确的教育观念和教养方法，保证家庭教育的质量。

在社区设置家教咨询台，为社区内家长提供科学育儿方面的咨询服务。社区开展咨询服务活动的目的是通过系列宣传服务活动，向公众全面推广优生、优育、优教新理念，普及优生、优育、优教知识，切实提高人口素质，加强人才培养。

（四）整合社区资源，建立社区早期教育资源中心

教育资源是发展社区早期教育的载体。整合社区资源，合理布局，优化资源配置，充分利用教育和卫生的资源优势，建立不同类型的社区早期教育资源中心，可实现共享区域教育资源，为社区0~3岁散居婴幼儿及家长提供项目齐全、方便快捷的服务，最大限度地满足人民群众多样化的教育需求。

1. 托幼园所自觉融入社区建设中

园长、教师主动深入社区、深入家庭，不断加大对社会的开放力度，拓展托幼园所的社会服务功能，发挥自身作为正规学前教育机构在环境、人力和教育等方面的资源优势，努力使教育服务于社会、服务于社区早期教育资源中心，开办市民学校，并将早期教育内容纳入市民学校课程，为家长提供早期教育知识，帮助家长树立正确的教育思想并掌握一定的教育技能。同时，为亲子活动提供场所，利用社区优秀的人才资源，开展早期教育活动。

2. 充分挖掘社区资源，建立社区早期教育资源中心

有条件的街道办事处可以利用社区文化站、居委会办公用房等为辖区内的散居婴幼儿及家长开辟活动场所。这种类型的资源中心虽然条件比较简陋，但是每次活动都请专业教师来组织，而且是免费服务，因此对那些贫困家庭、流动人口家庭具有一定的吸引力。

3. 充分利用卫生部门的资源，建立卫生保健资源中心

发挥卫生部门环境资源和人力资源的优势，建立不同形式的早期疾病筛查中心、婴幼儿生长发育疾病监测指导中心，为婴幼儿家长提供优生、优育、防病、早教等方面的服务。

4. 充分利用特殊教育机构，建立残疾婴幼儿早教中心

实行个案追踪，对特殊的婴幼儿有针对性地进行早期干预教育。在密切关心婴幼儿早期发展的过程中，要进行早期干预。所谓"早期干预"是指早期发现和诊断婴幼儿的身心发展中的问题，并有针对性地进行预防、干预，以减少障碍、促进个体身心健康发展。

思考与练习

简答题

1. 列举常见的0~3岁婴幼儿社区早期教育服务模式。

2. 简述社区早期儿童服务中心的基本服务内容。

实 践 活 动

请结合"二胎"政策，深入社区进行0~3岁婴幼儿家庭关于早期教育需求方面的调研，为政府的社区早期教育工作提出一些建设性意见。

参考文献

［1］文颐，王萍. 0~3岁婴幼儿保育与教育［M］. 北京：科学出版社，2015.

［2］孔宝刚，盘海鹰. 0~3岁婴幼儿的保育与教育［M］. 上海：复旦大学出版社，2012.

［3］但菲. 0~3岁婴幼儿的保育与教育［M］. 北京：高等教育出版社，2013.

［4］丁昀. 育婴师. 国家职业资格四级［M］. 北京：中国劳动出版社，2006.

［5］人力资源和社会保障部中国就业培训技术指导中心. 育婴员（修订版）［M］. 北京：海洋出版社，2013.

［6］李廷玉. 儿童体格生长的评价及生长曲线图的使用［J］. 中国实用儿科杂志，2010，25（11）：894–896.

［7］张传霞，叶平枝. 学前儿童卫生与保育［M］. 郑州：郑州大学出版社，2014.

［8］湖南省育婴师国家职业资格培训与鉴定教程编审委员会. 育婴师职业资格培训教程［M］. 长沙：湖南科学技术出版社，2008.

［9］高伟. 大脑发育与早期教育［J］. 现代特殊教育，2000（3）：1.

［10］黎海芪，毛萌. 儿童保健学［M］. 北京：人民卫生出版社，2010.

［11］古桂雄，戴耀华. 儿童保健学［M］. 北京：清华大学出版社，2011.

［12］程洁. 上海市0~3岁婴幼儿早期教育指导体系中的家长教育［D］. 上海：华东师范大学硕士论文，2005.

［13］徐小妮. 0~3岁婴幼儿早期教养指导形式初探［D］. 上海：华东师范大学硕士论文，2006.

［14］谭峰. 亲子教育机构中教师对家长指导策略的研究［D］. 南宁：广西师范大学硕士论文，2008.

［15］刘丽云. 早教机构中教师对家长指导能力的研究［D］. 重庆：西南大学硕士论文，2010.

［16］聂文龙. 上海市社区早期儿童服务中心办学理念调查与对策研究［D］. 上海：华东师范大学硕士论文，2013.

［17］张建波. 0~3岁婴幼儿社区早期教育公共服务体系构建的基本框架［J］. 理论观察，2013（12）：168–169.

参考网站：

http://www.yaolan.com

http://baobao.sohu.com/20160316/n440618946.shtml

http://baike.pcbaby.com.cn/qzbd/1093410.html

http://www.babyschool.com.cn/info/jkbb/yeq/detail88217.html

http://www.babytree.com